地球珍貴的自然資源

北蟲草洞析研究 第二版

劉享朗 醫師、林良平 教授 編著

Perspective Studies on *Cordyceps militaris*

第二版序

首版於2019年11月出刊，當時尚未發生新冠肺炎（COVID-19）的流行。第二版收錄有關北蟲草新近的研究結果，包括此世紀大疫的研究文獻，闡述北蟲草藉由其顯著的神經、生殖、循環與呼吸系統的保護作用，如何有助於對抗新冠肺炎。

台灣藥界著名的健喬製藥集團林智暉董事長對北蟲草長期青睞，而為本書添序，是我們的榮幸。陳吉良先生提供研究新知與校對，使本書得以順利完成改版，也在此特別感謝。

推薦序

回想我與劉享朗醫師從台北醫學大學同窗至今五十餘年，期間惺惺相惜，不但志趣相投，更在醫藥領域與保健發展上理念一致，親見他由資深臨床醫師，再擔任私立綜合醫院創院院長，進而跨入藥業、生物科技產業，始終為全民健康福祉努力不懈。多年來，我也透過邀請其擔任健喬信元公司董事，使彼此百忙中仍能藉由每次董事會及公務之餘交流生活近況與專業知識。

2019 年劉醫師與我分享他與國立臺灣大學生化科技學系林良平教授共同研究的北蟲草經驗，讓我有機會進一步增長中藥知識，了解到北蟲草主要的成份與野生冬蟲夏草極為相似，如蟲草素、蟲草酸、蟲草多醣，蛋白質等，且營養價值還要高於冬蟲夏草，另還含有多種微量元素（硒、鍺、鋅、錳、鉻……）、維生素（A、B1、B2、B6、B12、C……）、多種胺基酸及活性物質等。亦得知近代藥理功能研究顯示，北冬蟲夏草具有抗氧化、清除自由基、抗菌、抗病毒、抗腫瘤、調節免疫功能、抗疲勞、耐缺氧、雄性激素樣作用、抗衰老、保護肝腎及呼吸系統等功效，令我十分讚嘆，原來僅一種東方古老的食材，可兼具多種營養功能。

2022 下半年隨著臺灣新冠疫情政策逐步放寬，我也於 10 月初染疫，由於先前劉醫師已開啟我對中醫方面的見聞，因此隔離期間，除遵從專業醫師指示用藥外、也搜尋中藥輔助的可能，發現存在於北蟲草中的蟲草素（3'- 脫氧腺苷）在臨床和動物模型中，可增強人體免疫力，促進抗發炎過程，抑制 RNA 病毒繁殖，防止腦、肺、肝、心和腎損傷，並改善肺部纖維化，對改善 Covid-19 肺炎和保護大腦能發揮有益作用。於是我在中西合璧的雙重幫助下，順利康復並且復原良好，工作、運動所有生活作息一切如常。

雖然我與劉醫師初始專攻西方醫藥，但對於健康議題如：預防醫學、漢方文化等多有涉略，感謝林教授與劉醫師不吝將多年專研北蟲草成果詳實記錄成書，開啟大眾不同視野，我也期能繼續與他一同將西方醫學實證角度，結合傳統漢方文化經驗，為創造大健康生活貢獻心力。

健喬製藥集團林智暉董事長

作者序一

依人類壽命的發展趨勢，今天三十歲孕婦所生下的嬰兒，可以預估平均比上一代父母多活七年半。長壽世紀來臨，人不止活得更久，活動力也變得更寬更廣，以本人為例，從事臨床醫學工作已達四十二年，其後二十年中，陸續加入草本研究公司、藥廠公司與再生醫學公司，2018 年，與年輕工程師群共創公司，開發技術極為複雜的基因檢測生物晶片；並且社會公益之活動，也沒有減緩的現象。處於這一世紀，年紀大不是 issue，雖然體力有差，但活動力、智力並未衰退。所以，不僅要活得久，也要活得好，而且應該是「好，還要更好；強，還要更強！」才不辜負一個美麗多彩的人生。

衰老已經是這些年來全球最關心的健康主題。西方醫學的研究結論：35 歲之後，全身各分泌腺體開始衰退，腎上腺及性腺等荷爾蒙功能每年以百分之二的速度滑落；幹細胞的增生停止，功能也是逐年下降。所以年齡上的「老」是無法改變的，但生理上的「衰」是可以被延遲的！愈來愈多抗衰老的研究，使得保健品的應用成為實惠的方案。採用西方醫學新技術來開發同東方中醫「固本培元」的優異草本配方，應該可以順應此種新趨勢。因具有全方位的效用，優質培育的北蟲草，確實能貢獻更佳的體內生理平衡，是又簡單又很好的選擇。

北蟲草的科學研究已非常地豐富，其廣泛的生理作用，實在是令人驚奇！綜合的結論：對於健康的人而言，北蟲草是非常安全且有效地促進健康與活力；40 歲以上，也開始患有心臟病、糖尿病、高血壓、中樞神經失調、腎功能不全、呼吸道異常與骨關節病變等慢性病開始的階段，甚至癌症也潛襲而至。面對有這些疾病的患者而言，北蟲草不僅不會影響疾病的治療，反而有助於緩解疾病的進行。所以，北蟲草在醫學上及保健上的應用，是非常值得生命科學的專家們去深入探討的。

多年來，我們也獲得許多醫師與藥師等專業人士的諮詢，大多與北蟲草的生理作用有關。這二十年來，蟲草真菌的研究，多是採用生命科學的新技術，其中常被採用的「諾貝爾醫學生理獎」技術，如：免疫分子 T 細胞的辨識、細胞程式性死亡的基因調控（2002）、miRNA 干擾非編碼基因的調控（2006）、端粒酶基因調控（2009）、樹突細胞（2011）、人體幹細胞（2012）、細胞自噬機制（2016）等。本書中均有扼要的敘述。醫學真如浩瀚大海，如有不詳盡之處，祈請各界先進的指導補正。

劉享朗醫師（2019 年 6 月）

作者序二

過去 160 年（1840-2000 年），人類平均壽命延長四十歲。慢性病與癌症人口正逐年攀升，日益擴增的醫療開支，成為許多國家財政棘手的問題，老年人的健康也成為另一項社會負擔。選擇正確的飲食方式，以及採用優異的草本來幫助促進健康或是減緩疾病的進行，此種「自我食療」預防醫學的觀念已在歐、美、日等先進的國家散播開來。蟲草真菌（*Cordyceps* spp.）含有蟲草素、蟲草酸、蟲草多醣、超氧化歧化酶、維生素、硒等活性成份，具有極高的保健價值，遂成為最佳的輔助食品（neutraceuticals）之一。

北蟲草（*Cordyceps militaris*）是為一種新興的食品。中國於 2009 年列蛹蟲草（亦稱北蟲草）為「新資源的食品」，台灣也於 2014 年列為「蛹蟲草子實體可作為一般食品的原料」，日本、韓國、香港、澳門也是近年中，將北蟲草列為食品。近二十年來，不管是栽培技術或是對生理活性的研究都在不斷地發展，證明北蟲草為珍貴的食用菇菌資源。

本書主要是提供醫藥與生物科技領域的專家們，作為了解北蟲草之研究，所以參照中、日、美、英等多種書籍及相關文獻，摘錄並敘述其重點。本人對微生物學的研究已有數十年，曾協助產業公司開發雙孢蘑菇、香菇、綠藻與北蟲草的優化栽培。現代的生物科技產業公司，為鞏固產品的品質，常與學術研究機關有密不可分的合作，所以可以說是高等學府實驗室的延伸。富享公司的醫學生技團隊研究北蟲草已達十五年，並與多所研究機構完成多項重要的生理活性研究，具有相當的學術參考價值，故同時收錄入冊。

應是長期「藥食同源」的基本訓練，這些專家們習慣藉由機轉與作用（mechanism & action）去了解食品及藥物，本書第四章與第五章是有關北蟲草的生理作用及機轉，邀請 劉享朗醫師執筆，他從現代西方醫學的角度去闡述東方古老北蟲草，並也期許中醫與西醫、東方與西方、古老與現代的一絲撞擊火花！應是本書的特色。

本書中對於參考各級研究機構與企業公司之研究文獻，恕無法一一全部列出，懇請諒解。相信未來北蟲草的科學研究一定更多而且會更深入，因此也甚盼專家先進們的不吝指教與合作！

台灣大學名譽教授林良平（2019 年 6 月 6 日）

目次 contents

第一章

認識地球上珍貴的自然界資源——北蟲草（*Cordyceps militaris*）

一、珍貴的蟲草真菌：新資源食品——北蟲草子實體

蟲草真菌（*Cordyceps* spp.）中之中華冬蟲夏草（*Ophiocordyceps sinensis*，慣稱為**冬蟲夏草**。主要產地：中國的西藏、青海）與蛹蟲草（*Cordyceps militaris*，也稱**北蟲草**，日本亦稱為北虫草。主要產地：中國北部、朝鮮半島、日本、臺灣），早已於古代中國即被認知具有極高的醫療與保健價值。野生的中華冬蟲夏草是被認為中藥材，產量因環境的破壞而銳減，導致價格飆漲、良品難求；產地限於西藏與尼泊爾等少數地方，又很難以生物技術復壯培育量產冬蟲夏草子實體[1]。於二十世紀末，在中國即有人呼籲以北蟲草子實體取代冬蟲夏草。

近數十年來經科學的研究分析，發現二者的成份相當、作用一致，加上北蟲草可以用生物工程技術培育出子實體，其應用價值備受矚目，因此近年來日本、中國、韓國等國對其的研究尤盛，發表於世界著名科學期刊之文獻，顯示北蟲草具有安定神經、耐缺氧、抗發炎、降低血壓、改善心肌缺血、增進骨骼肌利用葡萄糖、促進人體免疫功能與輔助癌症治療等之作用。

---

[1] 日本統稱為冬蟲夏草，事實上兩者是有差異的；北蟲草的日文名稱是サナギタケ（sanagitake）

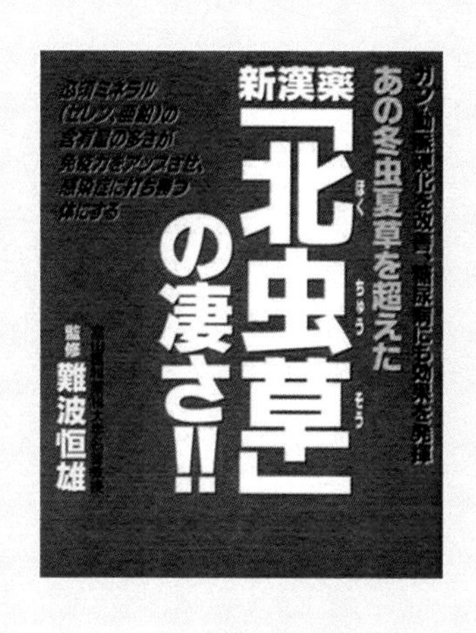

早在上世紀九十年代，日本已相當推崇蛹蟲草，日本富山醫藥科大學教授難波恆雄藥學博士『新漢薬「北虫草」の凄さ !!』一書（如上圖）中指出：北蟲草含有大量蟲草素、蟲草酸與蟲草多醣三種之特殊成分，在醫學臨床上，證實具有對人體有益的多重功效，而於動脈硬化與糖尿病的效用上，讚譽北蟲草已超越冬蟲夏草。

2017 年，中國中科院在王成樹[2]研究團隊於《細胞》的子刊《Cell Chemical Biology》，發表最新的研究成果，發現（比冬蟲夏草更便宜的）北蟲草中含有蟲草素，以及能合成抗癌藥物「噴司他丁」，證明北蟲草具有一定的抗癌功能（如下頁圖）。此篇之結論，震撼了全世界的蟲草真菌界！

---

[2] Xia Y, *et al.* (2017) Fungal cordycepin biosynthesis is coupled with the production of the safeguard molecule pentostatin. *Cell Chem Biol*. **24**:1-11.

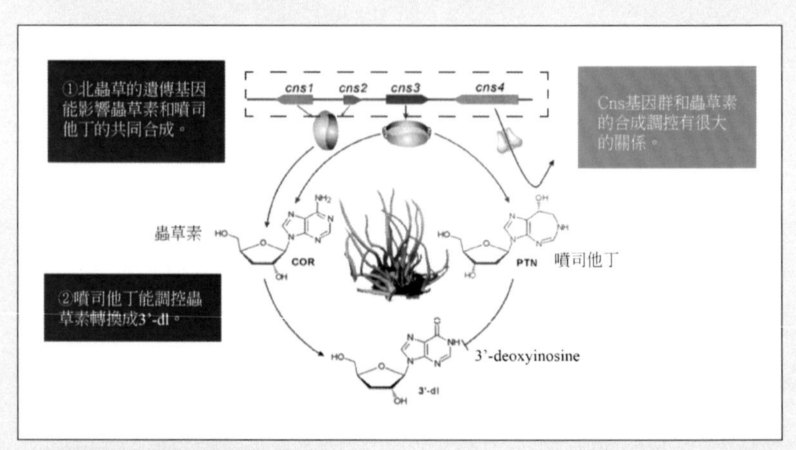

王成樹研究團隊也將合成蟲草素（cordycepin）的遺傳基因解密——蟲草素的合成，是受遺傳因子 cns1 與 cns2 的控制；遺傳因子 cns3 影響蟲草素與噴司他丁（pentostatin）的共同合成；遺傳因子 cons4 控制噴司他丁的合成。同時，也證實：在野外，冬蟲夏草有機會沾上構巢麴黴（*Aspergillus nidulans*）亦能合成蟲草素，但僅含有微量蟲草素。

二、人工培育北蟲草

冬蟲夏草（*Ophiocordyceps sinensis*）很難以生物技術復壯培育量產子實體。拜現代生物工程技術之賜，北蟲草（*Cordyceps militaris*）子實體已能於室內培育並量化生產，因此容易避開外在環境的各種污染，而且顏色潤澤潔淨，又因不含昆蟲體，與附著蟲體的野生冬蟲夏草相比較，室內培育的北蟲草更易被消費者接受;加上較低價格與可服用固定劑量的優勢，對長期使用者而言，室內培育的北蟲草成為蟲草真菌的更佳來源！

鑑定菌種

富享生物醫學專家群特選優異的北蟲草菌種，以高科技成功培育出子實體（北蟲草菇體）。台灣財團法人食品工業發展研究所依子實體形態、無性世代形態以及 rDNA ITS1-5.8SITS2 序列，鑑定 ISOGreen 北蟲草菌種學名為 *Cordyceps militaris*。

菌種之老化

影響北蟲草的功效，母菌種的強弱，決定四分之三。

在北蟲草培育過程中，常會遇到菌種老化，造成產能低、性狀變異（如不具子囊殼構造）與功效下降之問題。菌種老化仍因繼代次數過多、繼代培養基不足以及保存條件不良等所造成。

為防止菌種老化，菌種的強化是一個重要的工程，如使用回復復壯，也就是菌種接種至蛹體再行分離菌株，或尋找野生菌種再行分離菌株，皆會造成分離菌種強弱不確定以及菌種馴化時間過長等問題。富享菌種之強化，是採單孢篩選技術篩選出性狀強（如具有子囊殼）、產能高之有性世代之菌株。具有有性世代子囊殼之北蟲草，代表其與野生之北蟲草相一致的形態學。

ISOGreen 北蟲草母菌都具有「有性世代的子囊孢子」，表示可傳宗接代的強生命力！

三、北蟲草形態學——結構特徵之觀察

證明人工培育的北蟲草與野生種相一致，先要證明其主要活性成份與野生種相同之外，也要證明它的重要微結構也與野生種相同；後者是更困難的工作。

為證明 ISOGreen 北蟲草的主要微結構與野生種相一致，採用最先進的微生物學檢測工具，以下的成果都是全世界首次發表的珍貴資料。

有性世代的生命力表徵

人工培育之北蟲草在培育過程中會遇到菌種老化，而影響北蟲草的效力。但是，母菌種的強弱，是決定北蟲草效力四分之三，這恰與人類長壽基因的表現相反：受我們父母遺傳先天的因素，是四分之一；工作飲食生活這些後天的因素，影響長壽基因的表現，占了四分之三。

為證明 ISOGreen 北蟲草母菌具有「有性世代的子囊孢子」傳宗接代的堅強生命力，委託台北醫學大學病理科進行 2-4 μm 切片的顯微鏡檢視，發現 ISOGreen 北蟲草子實體上有性世代的子囊殼（perithecia），其內含束狀排刊的子囊（asci）（子囊殼解剖圖請見 P.21 圖片）。子囊孢子（ascospore）的顯微圖請見 P.21 圖片，並可觀察到子囊孢子的發芽過程。

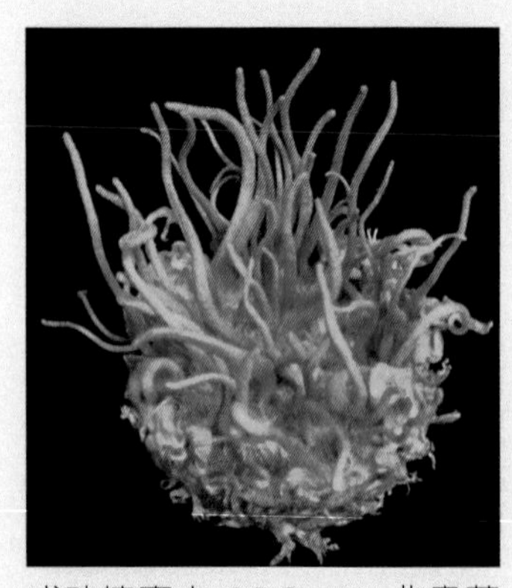

成功培育之 ISOGreen 北蟲草子實體圖

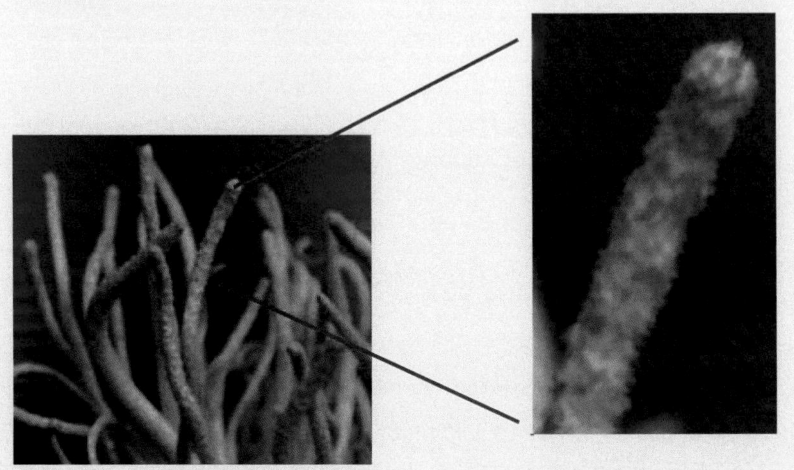

ISOGreen 北蟲草子實體頂端其表面有似子囊殼之突起結構圖

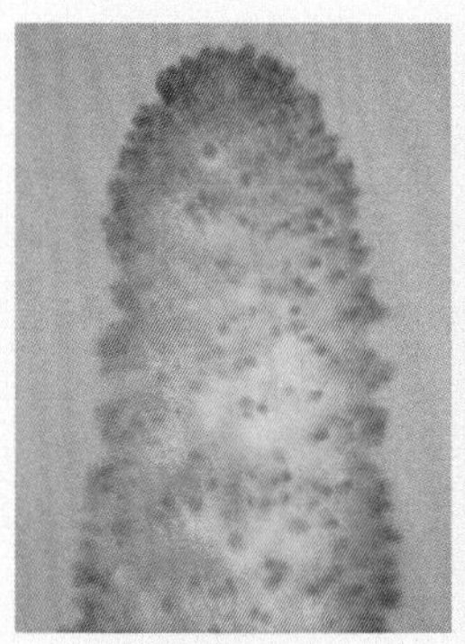
子實體頂端放大圖
（54 倍）

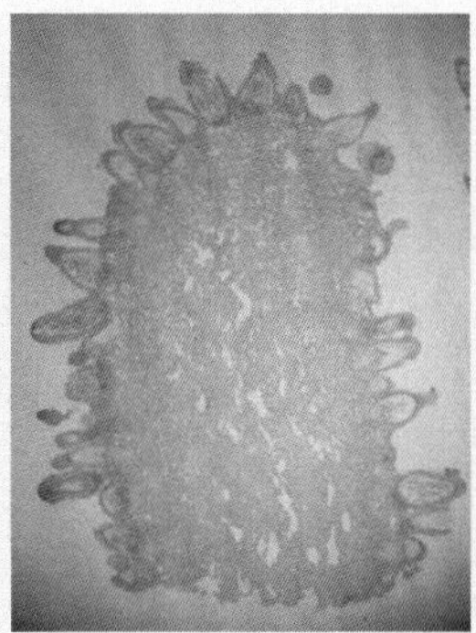
子實體頂端縱切剖面圖
（60 倍）

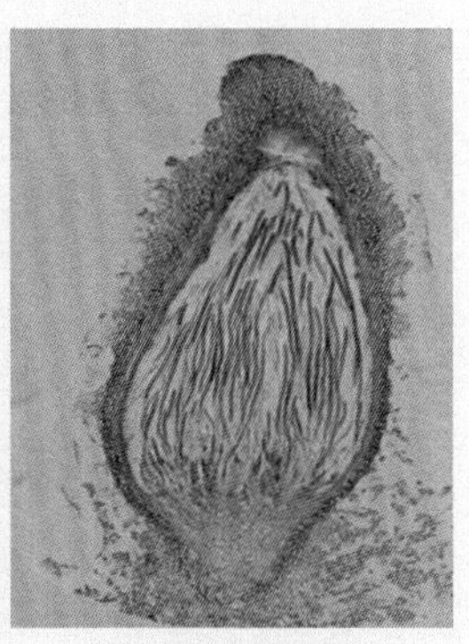
子囊殼解剖圖
（200 倍）

左、中：子實體凹凸不平的表面，布滿子囊殼。
右：使用病理組織切片的技術，切至 2μm，可看到 ISOGreen 北蟲草的子囊殼之內，佈有 20 至 30 絲狀「有性世代的子囊孢子」。

ISOGreen北蟲草之電子顯微鏡形態及結構特徵觀察

分析自然界中野生北蟲草之微結構：子實體結構應含有有性世代之菌絲及分子孢子柄上之分生孢子（conidiosphores）。為了證明 ISOGreen 北蟲草與野生的北蟲草具有一致性的微結構，使用 Cryo-SEM（Cryo-Scanning Electron Microscopy）及 TEM（Transmission Electron Microscope）觀察 ISOGreen 北蟲草子實體細胞內部微結構。

（一）冷凍掃描式電子顯微鏡圖（Cryo-SEM micrographs）

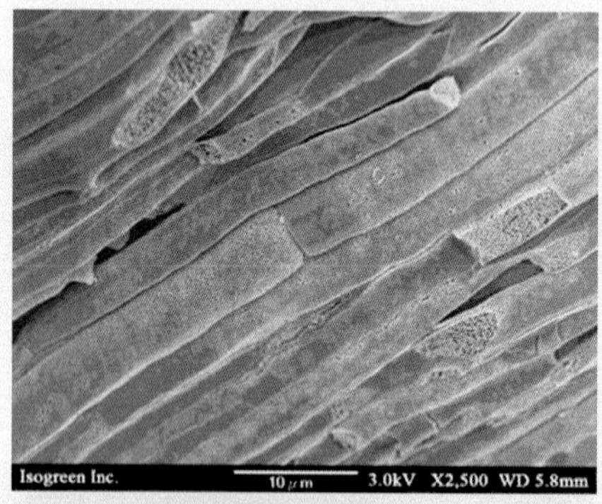

ISOGreen 北蟲草子實體基底部分之菌絲體平行排列。(2,500倍)

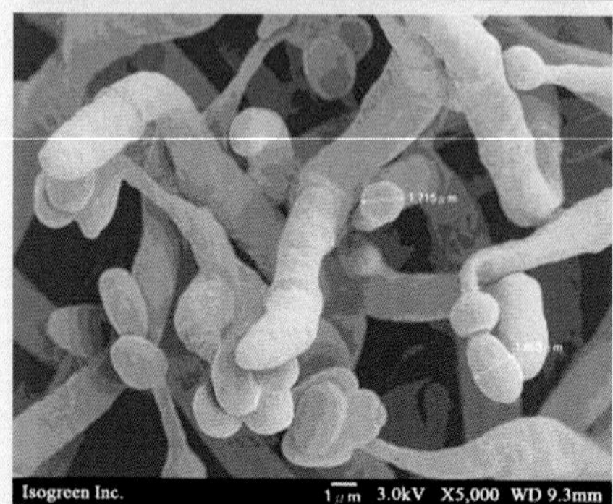

ISOGreen 北蟲草分子孢子柄上之橢圓形及圓形分生孢子圖。（5,000 倍）

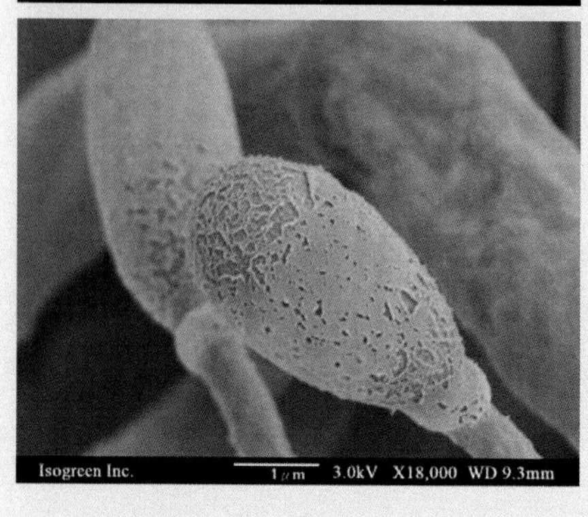

ISOGreen 北蟲草呈橢圓形之分生孢子圖。（18,000 倍）

（二）穿透式電子顯微鏡圖（TEM micrographs）

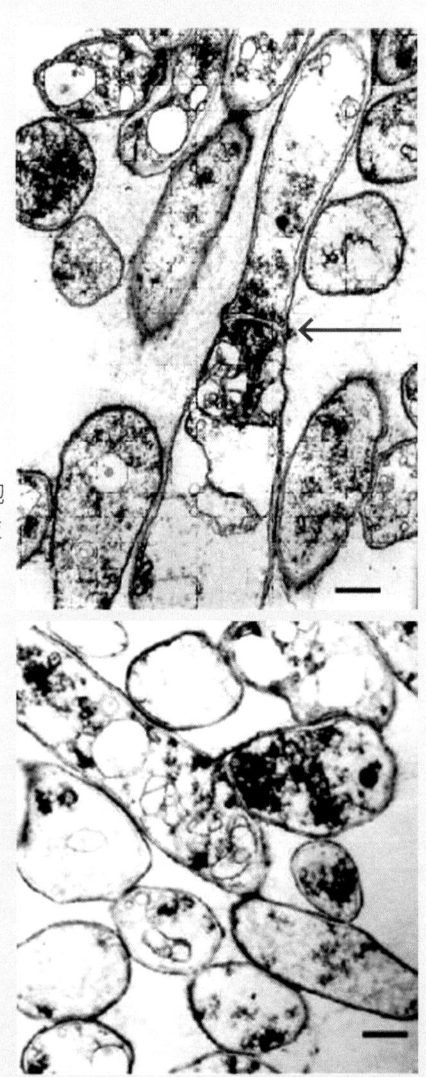

ISOGreen 北蟲草細胞內含有各種胞器及包含體。有橫切與縱切圖，並可觀察到分隔（septal junction）（箭頭所示）。（8,000 倍）

ISOGreen 北蟲草電顯圖顯示含有長型及圓形之分生孢子。(5,000倍)

第二章

現代生物技術培育的北蟲草

一、關鍵的生物工程技術

提供北蟲草適當的養分與適宜的生長環境，採用〔液態發酵方式〕，可培育多種蟲草真菌的菌絲體；而北蟲草更可進一步以〔固態培育方式〕產生子實體，只是其培育時間較長、子實體產量較少而已。

於優化的室內環境培育北蟲草的整個過程，具有可追溯性，使得主要的活性成份量足，品質更穩定；也容易避免鎘（Cd）、鉛（Pb）等重金屬、殘留的農藥、抗生素及以及環境荷爾蒙等之污染；也可防止微生物（雜菌）含量過高。

野生種乾製過程中，有可能提升鈉（Na）與鉀（K）的含量，不利高血壓、腎臟病。所以室內環境培育更具安全性。許多國際的學術研究報告，常是使用生物技術培育的北蟲草子實體做為材料來源，證明北蟲草廣泛的生理作用。人工培育北蟲草的這些優勢，遂成為蟲草真菌（*Cordyceps* spp.）最佳的來源！

在自然界，野生北蟲草的原始宿主為『蛹』，所以過去以「蛹蟲草」為名，今以生物技術亦可將蛹蟲草接種在蛹、桑蠶幼蟲或昆蟲體上而長出蛹蟲草子實體，也可以不經蛹體或蟲體的階段培育出蛹蟲草子實體，現今取名為「北蟲草」實是更為適當。

北蟲草固態培育之疑慮

目前使用動物成分來培養北蟲草的模式有二：

1. 大多數是直接將幼蠶、昆蟲、蠶蛹、雞胚胎等動物成分磨成粉，提供北蟲草足夠的蛋白質來源。
2. 少數是以北蟲草孢子去感染幼蠶、昆蟲、蠶蛹等來培育，這需要更長的時間。但也引申幾個疑慮：
   （1）這些蟲體是否適合人類長期大量的服用？
   （2）生長的生態環境可能易受到排泄物或其他不明原因的污染？

   例如：蟲體是否具有人類從來沒有接觸過的疾病感染源？會不會感染人類？像 SARS、H1N1（豬流感）、H5N1（禽流感），Ebola（伊波拉病毒）等，這些過去人類不曾接觸過的感染源的病毒，都是由動物身上傳給人所致。

不用經過蟲體內寄生的過程，也可以生長繁殖得很好，並達到一樣的品質與功效。所謂一定要經過寄生在蟲體內的過程，才能有很好的免疫力之說，並未確實被證明！有足夠的功效，篩選出強力的菌種以及調控最適量的主要活性成份才是關鍵。

所以培育北蟲草時可以經過蟲體也可以不經過蟲體，每一個廠家自己要去開發研究，並且要進行抗氧化、抗老化、抗發炎、提升免疫力等生理實驗，去證明它的功效。

二、關於人工北蟲草栽培方式的問題

Q01.「北蟲草」與「冬蟲夏草」有何不同？

Ans：在 400 種以上蟲草真菌屬（*Cordyceps* spp.）中，咸認最好的就是這兩種蟲草。北蟲草（*Cordyceps militaris*）與冬蟲夏草（*Ophiocordyceps sinensis*）。二者的有效成份相當，唯一差異的是蟲草素的含量，與野生冬蟲夏草相比，北蟲草的蟲草素可高達百倍以上。可以說在某些效果上或許可能高於野生冬蟲夏草。但是，蟲草素也不是越多越好，所以「ISOGreen 北蟲草」一直將其調整在適用量，我們的結論是：人工培育的北蟲草，比野生的冬蟲夏草的蟲草素高 20 至 30 倍，是最適合長期使用的含量。

〔註〕蟲草素被認為可經 RNA 聚合酶抑制異常細胞的減數分裂、並有抑制細菌生長的作用。王成樹博士於《Cell Chemical Biology 2017 24:1-11》發表最新的研究成果，也主張不需要過高的蟲草素含量。

Q02. 最常見的冬蟲夏草製造方式是什麼？

Ans： 蟲草真菌的自然界生活史：孢子→菌絲體→子實體→孢子。子實體是成熟期，所以野生的中華冬蟲夏草（*Ophiocordyceps sinensis*，冬蟲夏草）也是採收已發育成子實體的蟲草。當今仍很難以生物技術復壯培育量產冬蟲夏草子實體，室內培育技術最常用的方法為「液態培育發酵法」，將葡萄糖、蛋白腖（蛋白質提取物）等物質加入水中培養冬蟲夏草菌，但是這種方式只能長出菌絲體。以此培育方式可以在短期內獲得大量的菌絲體。所以市面上絕大多數的冬蟲夏草菌絲體產品，都採用此法，價格便宜許多。

Q03. 培育方法常見到有動物性、植物性以及其他像是「發酵槽」的方式？像這種以發酵槽來只培育出菌絲體的方式，是一般較多常用的方式嗎？

Ans： 是的。「液態培育發酵法」一般稱做「工業發酵技術」。「液態培育發酵法」，是指加入葡萄糖、蛋白腖（蛋白質提取物）等，及各種萃取物作為主要養份，於發酵糟中與菌種共生 3~5 天，這種方式可以長出豐富的菌絲體，但不能長出子實體。此是最常見的「液態培育」方式。

Q04. 這種「液態培育發酵法」方式大約需要多少時間才能產出原物料？

Ans： 所需的時間會根據技術管理、菌種活性、培養基成分和預期產量倍數等不同而有所差異，一般來說需要數天到 1 週即可。因為是以常溫進行發酵，若發酵時間過長容易受雜菌污染，所以大致縮短到 3~5 天，而且因成本降低許多，故較能壓低價格。

〔註〕最好的液態發酵培育冬蟲夏草菌絲體，是很講究的！製程約需 45 天的時間；並採用完全密封系統（close system）、於 16°C 低溫條件下，進行 45 天的培育（因為低溫、生長速度較慢）；此種低溫液態發酵生產出的菌絲體，品質當然更好（因有更多的二次代謝產物），但成本較前者室溫／短時間／開放系統的液態培育高很多。

Q05. 所謂的「寄生模式」是指什麼？營養來源是如何取得？

Ans： 野生的冬蟲夏草和北蟲草均屬於寄生真菌類，以寄生在蟲體裡吸取蟲體做為營養來源而生長。首先從孢子接觸到蟲體表面，進入到蟲體內從蟲體的內臟吸取營養來生長，最終導致蟲體死亡。它和一般廣為人知的人體寄生蟲為相同的模式，寄生蟲的卵也是進入到人體內，吸取養分而長成成蟲，而繁殖時會導致人體營養不足，嚴重的情況會有致死的可能。像這樣「寄生模式」，只是將蟲體做為「營養」的來源。

第三章

純植物性培育的優勢

真菌的特性，就是需藉外界提供養分來生存；所以存在野外環境的蟲草真菌不是寄生在植物體上就是寄生在昆蟲體上，吸取對方養分的這種行為最終會使植物或昆蟲死亡。

提供北蟲草適當的養分與適宜的室內環境，不用經過蟲體內寄生的過程，也可以生長繁殖得很好。目前使用幼蠶、昆蟲、蠶蛹、雞胚胎等動物成分來培育北蟲草，也可以採用純植物性的成份來培育北蟲草。

長期服用的安全

能長期使用蟲草真菌，對健康的保護，一定更強！人工培育的北蟲草，價格比野生的冬蟲夏草價格便宜許多，所以民眾比以前的帝王貴族更享受了，可以經常使用！

但在模擬的室內環境中生長，採用動物性的培育方式即使保持無菌（aseptic）的狀態是有漏洞的，例如：動物的排瀉即有微生物。北蟲草生長的生態環境可能易受其他不明原因的污染，而且這些蟲體是否適合人類長期大量的服用呢？也是一個疑慮。例如：蟲體是否具有人類從來沒有接觸過的疾病感染源？會不會感染人類？像 SARS、H1N1（豬流感）、H5N1（禽流感），Ebola（伊波拉病毒）等，這些過去人類不曾接觸過的感染源的病毒，都是由動物身上傳給人所致。人類飼養的動物供食用已有安全之虞，何況人類並不經常食用的昆蟲類？屢有所聞有人在食用桑蠶蛹後，而發生中毒或過敏的現象。

二十一世紀人類已可在實驗室培育動物細胞甚或胚胎（embryo），由於引起瘋牛症的普利昂變性蛋白（prion），生存能力超強，即使以高溫高壓滅菌仍不能消弭其活性，所以近年來愈來愈多的細胞或胚胎培養已不再使用 BSA（小牛血清蛋白）而改使用植物性的蛋白腖提供營養，發現結果是一樣好，卻是更安全衛生。

現代科技已可經由提供養分來培育出可食用的真菌，種類繁多，例如：香菇、金針菇、巴西蘑菇、樟芝、猴頭菇、珊瑚菇、秀珍菇、黑木耳、杏鮑菇等，提供了食用衛生與安全的保障。許多真菌的培育，以植物培育即可產生有效成分，以日本清酒的釀造和紅麴的製造為例，其皆多以白米為培養基，分別利用麴菌和紅麴菌接種後，待發酵成熟產生紅麴的有效成分 Monacolin K（降膽固醇成份）及 γ- 胺基丁酸（簡稱 GABA，降血壓的成分）。

在具優良室內的環境之下，培育北蟲草的整個過程，具有可追溯性，使得主要的成分具穩定性，品質更穩定；也容易避免重金屬、農藥的殘留、以及防止微生物（雜菌）含量過高，所以更具安全性。這些優點，使得人工培育的北蟲草，成為長期服用蟲草真菌（*Cordyceps* spp.）一個很好的選擇！

ISOGreen 北蟲草以不含任何動物性成分的純植物配方，以人類千百年已習慣的常見植物性原料，也能量化生產優質的北蟲草子實體。

富享生物醫學團隊深信採用完全不含動物性成分的全植物性培育，不用擔心有動物性的雜質及不明的病原菌之污染，也不必擔心過去不是人類習慣的食物所引起的重大副作用。針對長期的服用北蟲草，是更安全的！同時也達到保護生態環境的信念～即無廢棄物、不傷害動物及不影響污染生態環境的。

也因篩選出具有「有性世代子囊孢子」的菌株，故可以保持一定的效價。應用於抗發炎、抑制血管新生、護肝、延緩衰老、皮膚保護等的研究上，均顯示純植物性培育的北蟲草也具有良好的功效。（請參考：第八章 ISOGreen 北蟲草相關的研究）

針對長期的服用北蟲草，富享生物醫學團隊深信採用完全不含動物性成分的培育方式，是更安全的！此種純植物性北蟲草子實體的培育方式，獲得台灣的專利。（專利號碼發明第 I 440716 號）

ISOGreen北蟲草純植物培育的特色

（1）培育過程具有可追溯性，故品質一致

（2）不必擔心動物或昆蟲攜帶不知名的傳染病

（3）不必擔心不是人類習慣食物所引起的重大副作用

（4）篩選出具有「有性世代子囊孢子」的菌株

Q01.ISOGreen 北蟲草也是「液態培育發酵法」嗎？

Ans： 不是，完全不同。ISOGreen 北蟲草採行**「固態培育法」**是不經過蛹、蠶或其他類昆蟲、也不採用雞胚胎等任何動物成分，是100% 植物性配方培育出的子實體。採用數天到 1 週「液態培育發酵法」，也可以大量產出北蟲草的菌絲體，但效果差很多。

Q02.ISOGreen 北蟲草「固態培育法」是何種過程呢？

Ans： 完全符合自然界中真菌蟲草（*Cordyceps* spp.）的生活史，孢子→菌絲體→子實體的模式：

（1）先篩選孢子，培育出北蟲草優質菌種

（2）配製北蟲草母菌液

（3）將母菌液置入經滅菌過的植物性培養基中

（4）調控模擬自然生長環境的重要參數，讓北蟲草有最適宜的成長環境

（5）經 55-65 天左右的培育時間，發育為成熟的 ISOGreen 北蟲草子實體

Q03.ISOGreen 北蟲草的培養基組成的成分是什麼？

Ans： ISOGreen 北蟲草的培養基是全植物性的（選擇特殊品種白米、酵母萃取物、植物蛋白腖等）配方，是經過富享生醫專家自行開發。

Q04. 請問，醫師從事「ISOGreen 北蟲草」的最初想法（動力）是什麼？

Ans： WHO 國際衛生組織的統計：地球上的人類有 20% 的人是處於疾病狀態，只有 5% 的人才是健康的，另外 75% 的人是處在亞健康狀態。所以早在亞健康狀態，即需要正確的保健之道。長期行醫的經驗，我們能深刻地了解「疾病有千百種，但起因也不過幾種」的道理～多是免疫功能失常或慢性發炎！也瞭解到許多的慢性疾病，是不能完全只依賴藥物的道理～選擇正確的飲食與對的草本，都可以緩解疾病的進行。

目前先進國家的醫學，都在倡議「預防勝於治療」、「預防花一元可省醫療十元」的工作，所以從事保健產業的醫師越來越多，我們也是！我們是想給亞健康的人們，有正確的選擇，也想給病人做為良好的輔助食品，有助於恢復健康。

經探討現代醫學與藥理的研究，「北蟲草」具有極佳的醫學與保健價值，才引起我們的注意！經過我們長期地優質化培育工程，以及進行提升免疫系統、抗發炎、抗氧化、抑制血管新生、延緩衰老、增強記憶力等的生理活性的研究，我們更確信從事「ISOGreen 北蟲草」事業是對的選擇。

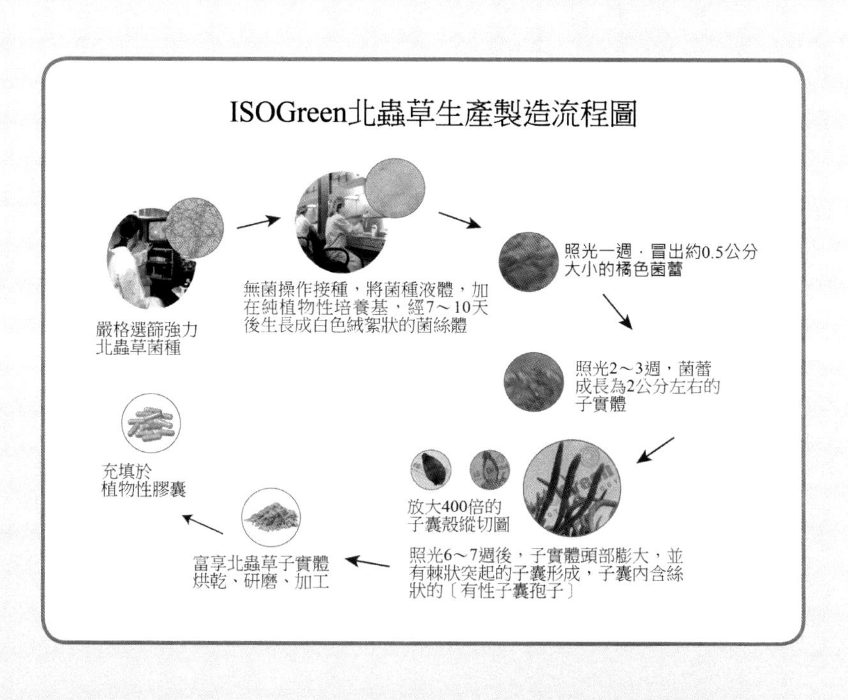
ISOGreen北蟲草生產製造流程圖
嚴格選篩強力
北蟲草菌種
無菌操作接種，將菌種液體，加
在純植物性培養基，經7～10天
後生長成白色絨絮狀的菌絲體
照光一週，冒出約0.5公分
大小的橘色菌蕾
照光2～3週，菌蕾
成長為2公分左右的
子實體
放大400倍的
子囊殼縱切圖
照光6～7週後，子實體頭部膨大，並
有棘狀突起的子囊形成，子囊內含絲
狀的〔有性子囊孢子〕
富享北蟲草子實體
烘乾、研磨、加工
充填於
植物性膠囊

第四章

北蟲草的主要生理作用

北蟲草的生理作用

北蟲草具有相當廣泛生理作用，下表列出生命科學專家們比較關心的研究領域。

效果	參考資料
1. 延緩衰老	富享生技2009
2. 免疫調節	富享生技2004、Kim, *et al*. 2006、Kang, *et al*. 2015
3. 護肝作用	富享生技2006、Nan, *et al*. 2001
4. 抑制血管新生	富享生技2006、Yoo, *et al*. 2004
5. 抗發炎	富享生技2006、Won & Park 2005
6. 抗氧化能力	富享生技2009、Wang, *et al*. 2018
7. 神經保護	富享生技2009、Jin, *et al*. 2004、Song, *et al*. 2018
8. 皮膚阻抗紫外線的傷害與減少膠原蛋白的流失	富享生技2015
9. 增進睡眠品質	富享生技2018、Oh, *et al*. 2013
10. 減少化療引起之心肌損傷及骨質疏鬆	富享生技 2022
11. 降血糖活性	Zhang, *et al*. 2006
12. 改善胰島素阻抗和胰島素分泌	Choi, *et al*. 2004
13. 強化腎功能	Wu, *et al*. 2000
14. 增加精子數量與活動力	Lin, *et al*. 2007、Wang, *et al*. 2016
15. 強化人類呼吸道上皮細胞的功能	Yue, *et al*. 2008
16. 放射線傷害DNA之保護	Jo, *et al*. 2014
17. 抗血小板與抗血栓的形成	Kwon, *et al*. 2016
18. 降低成熟脂肪細胞內的脂質堆積、防止成熟脂肪細胞的肥大	日本山梨大學2008
19. 增強組織「細胞自噬機制」延長壽命	Takakura, *et al*. 2017
20. 調節紅斑性狼瘡相關之基因	Xu G, *et al*. 2018
21. 自體免疫性疾病的免疫調節治療劑	Kaoru Takegawa, *et al*. 2018

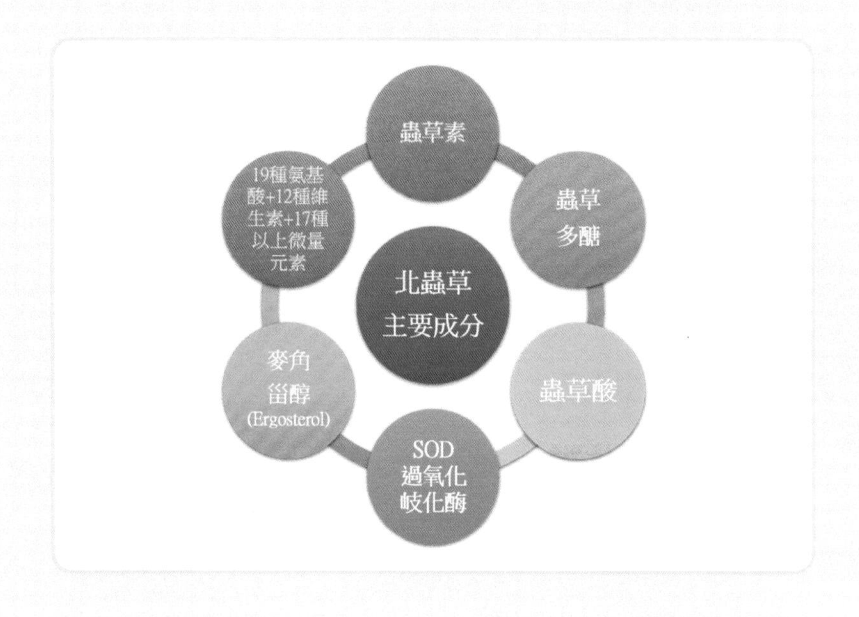

北蟲草（*Cordyceps militaris*）與冬蟲夏草（*Ophiocordyceps sinensis*）的主要有效成分相當，唯一差異的是蟲草素的含量。在野外，冬蟲夏草有機會沾上構巢麴黴（*Aspergillus nidulans*）亦能合成蟲草素，但僅含有微量蟲草素。野生冬蟲夏草蟲草素含量很少，野生北蟲草蟲草素含量是為野生冬蟲夏草的幾十倍～幾百倍。

ISOGreen北蟲草之蟲草素

蟲草素（3'-deoxyadenosine），它是屬腺苷類（adenosine analog），它也具有類同抗生素的制菌作用。蟲草素的含量可隨培育條件不同而有變化，如果它太高了，會減少其他腺苷與其他活性成份的含量；加上吃入過多的蟲草素，有人會發生口乾、面潮紅、噁心、腹瀉、心悸現象。

富享團隊檢測西藏最好的冬蟲夏草，蟲草素約為 0.2mg/g，也有其他報告檢測結果甚至低到只有 0.05mg/g 而已！但是蟲草素含量雖極低，並不影響冬蟲夏草做為漢方中藥材的功效及其地位。

富享團隊多項研究計畫（第八章）中，明顯地證明：ISOGreen 北蟲草是劑量愈高效果愈好。但又不希望有蟲草素造成的副作用，經多年的使用經驗，現在已不再培育高蟲草素含量的北蟲草。2017 年，中國中科院王成樹團隊於《Cell Chemical Biology》（2017 24:1-11）發表研究成果之一：不需要過高的蟲草素含量，過高的蟲草素反而對細胞有「負」作用。富享團隊的結論是：人工培育的北蟲草，比野生的冬蟲夏草的蟲草素高 20 至 30 倍，是適合長期使用的含量。

Q01. 蟲草素的含量為什麼不是一個固定的數值呢？既然是人工培育可進行成分的調整，為什麼數值無法固定呢？

Ans： 雖是室內培育，但因北蟲草是活的微生物，在一恆定調控的生長環境中，所產生的活性成份是會有少許的差異，成分不會固定不變，所以採用一範圍值來表示之。

Q02. 食用北蟲草有何副作用？

Ans： 優質的北蟲草很少有副作用。輕微的腹瀉、口乾、舌燥、有些興奮感或心悸的反應，這些都是很小的副作用。可能是體質的反應，也有可能是一次吃太多劑量，建議維持正常量或可稍減少一些劑量，或正常量分二次使用，也建議食用同時多喝幾口水。

但是，很少數具有特異體質的人，雖食用的劑量很少，卻表現出強烈的副作用，這種是與劑量無關的一種過敏反應（dose-independent allergy）。雖是很少見，但是如對蟲草真菌類具有此種的特異體質的人，不建議服用北蟲草。

Q03. 自主神經有些失衡，可以透過服用北蟲草得到改善嗎？

Ans： 自主神經失調的原因很多，常見的是由於重大或長期壓力的累積、飲食及生活異常、藥物的副作用、以及疾病。長期的自主神經失衡會是睡眠障礙與許多疾病的起因。北蟲草具有幫助睡眠[1]及抗憂鬱[2]之潛在作用。

另外，北蟲草具有非常顯著的神經保護作用，成為很有特色的優勢。（詳見 Q17. 北蟲草對神經系統具有那些效果？）

[1] Hu Z, et al. (2013) Cordycepin increases nonrapid eye movement sleep via adenosine receptors in rats. *Evid Based Complement Alternat Med*. **2013**:840134.

[2] Lin YE, et al. (2021) Antidepressant-like effects of water extract of *Cordyceps militaris*(Linn.) Link by modulation of ROCK2/PTEN/Akt signaling in an unpredictable chronic mild stress-induced animal model. *J Ethnopharmacol*. **276**:114194.

Q04. 六十多歲的女性，因為做過白內障（cataract）手術，為了抗菌一直使用的抗生素眼藥水。好不容易做了手術，視力卻開始下降；醫師回答我們「沒辦法」。如果服用了北蟲草，提高了免疫力，是否可以改善狀況？

Ans：對於北蟲草可以改善視力，我們是無此方面的經驗。隨著年齡增加，視力逐漸下降，除了白內障造成之外，其他如：視網膜剝離、黃斑部病變、青光眼、糖尿病性網膜病變、視神經萎縮等，都會影響視力。白內障是水晶體由透明變得不透明，光線透不過而影響視力。大部分老人的白內障，多發生在五十多歲開始，糖尿病者較易有白內障，發生的年齡也較一般人早。經手術替換人工水晶體醫學工作已大幅進步，使白內障不再成為大的問題。

北蟲草類胡羅蔔素保護視力之作用

（1）保護神經視網膜組織免受光誘發的光感受器細胞死亡，及減少 Müller 細胞肥大性神經膠質增生；提升 GSH 含量並改善視力。[3]

（2）保護人類視網膜內皮細胞免受 H_2O_2 氧化損傷和細胞凋亡。[4]

---

[3] Chen BY, *et al*. (2022) Protective effect of a water-soluble carotenoid-rich extract of *Cordyceps militaris* against light-evoked functional vision deterioration in mice. *Nutrients*. **14**:1675.

[4] Lan L, *et al*. (2022) *Cordyceps militaris* carotenoids protect human Retinal Endothelial Cells against the Oxidative Injury and Apoptosis Resulting from H_2O_2. *Evid Based Complement Alternat Med*. **2022**:1259093.

Q05. 北蟲草對花粉症與氣喘有何幫助？

Ans：花粉症（枯草熱，Hay fever）與氣喘（Asthma）、濕疹（Eczema，或慢性皮膚炎），過敏性鼻炎（Allergic rhinitis）是常見的過敏性疾病。北蟲草可明顯緩和呼吸道的發炎反應對呼吸道的保護作用，北蟲草及冬蟲夏草都非常地突出，是它們的最強項。[5,6]

北蟲草抗過敏與抗氣喘之作用

北蟲草可抑制抗原引起之肥大細胞去顆粒作用及小鼠被動皮膚過敏症；減少肥大細胞分泌 IL-4 及 TNF-α，這二種是誘導呼吸道發炎的細胞激素（Cytokines）。

冬蟲夏草抗氣喘反應

（1）調節 TH1/TH2 的平衡，減少 IL-4 分泌，抑制炎性細胞的黏附，減少 IgE 合成，從而減輕氣道炎症，緩解氣喘症狀。[7]

（2）對致敏豚鼠抗原引起的肺阻力增高、以及肺灌流液中嗜酸性粒細胞增多都有明顯抑制作用。[8]

（3）冬蟲夏草輔助治療兒童哮喘患者 40 例，治療組有效率達 93%，並具有明顯提高 CD3、CD4、CD4/CD8、NK 的效果。[9]

---

5 Oh JY, *et al*. (2011) The ethyl acetate extract of *Cordyceps militaris* inhibits IgE-mediated allergic responses in mast cells and passive cutaneous anaphylaxis reaction in mice. *J Ethnopharmacol*. **135**:422-429.北蟲草可緩和小鼠氣喘時呼吸道的發炎反應。

6 Hsu CH, *et al*. (2008) Effects of the immunomodulatory agent *Cordyceps militaris* on airway inflammation in a mouse asthma model. *Pediatr Neonatol*. **49**:171-178.

7 Wang NQ, *et al*. (2007) Effect of Dongchong Xiacao capsule on airway inflammation of asthmatic patients. *Zhongguo Zhong Yao Za Zhi*. **32**:1566-1568.

8 Lin XX, *et al*. (2001) Effects of fermented Cordyceps powder on pulmonary function in sensitized guinea pigs and airway inflammation in sensitized rats. *Zhongguo Zhong Yao Za Zhi*. **26**: 622-625.

9 杜娟等人（2006）。蟲草對兒童哮喘患者細胞免疫功能的影響。浙江中西醫結合雜誌，第一期：44-45。

Q06. 蟲草真菌對「紅斑性狼瘡」的作用機制為何？

Ans： 類風濕關節炎（Rheumatoid Arthritis, RA）、紅斑性狼瘡（Systemic Lupus Erythematosus, SLE）、牛皮癬（Psoriasis）、多發性硬化症（Multiple Sclerosis）、發炎性腸道疾病（Inflammatory Bowel Disease）、橋本氏甲狀腺炎（Hashimoto's Thyroiditis）、葡萄膜炎（Uveitis）等，這一類自體免疫性疾病（autoimmune diseases）是更複雜、更嚴重的過敏性疾病。研究顯示：

（1）北蟲草之多胜肽（polypeptide）可以調節小鼠紅斑性狼瘡相關之三基因：Hist1h2bp、Ctsg 與 elane；[10]

（2）冬蟲夏草可以減少老鼠心臟移植時的排斥反應，也可減少老鼠紅斑性狼瘡的 anti-dsDNA antibody 生成，也使 IL-2 減少，而改善人類的紅斑性狼瘡。[11]

[10] Xu GX, *et al.* (2018) Immunomodulatory mechanism of *Cordyceps militaris* polypeptide through regulating gene Hist1h2bp, Ctsg, and elane in mice. *Phcog Mag*. **14**:404-10.

[11] Chen JR, *et al.* (1993) The effects of Chinese herbs on improving survival and inhibiting anti-ds DNA antibody production in lupus mice. *Am J Chin Med*. **21**:257-62.

Q07. 患有自體免疫性疾病（Autoimmune disease）或結締組織疾病（Connective tissue disease），北蟲草改善免疫力的模式？

Ans： 混合型結締組織疾病（Mixed connective tissue disease）是一種嚴重的自體免疫性疾病（Autoimmune diseases）。

它是一種複雜的抗原抗體反應，對身體中一特定抗原引起抗體反應而傷害了組織或器官，乃歸因於免疫系統錯亂了，例如「類風濕性關節炎」（Rheumatoid Arthritis, RA），骨頭的新製造與破壞之間失去平衡，使得製造新骨頭的速度比不上破壞骨頭的速度。

蟲草真菌對免疫力，具有雙向的調節作用～可增強或抑制免疫力，這是蟲草真菌的奇特性，即是：當身體免疫力降低時，它可增強免疫力；當免疫力過強時，它可降低免疫力。在此種嚴重錯亂的免疫系統，有時免疫力反而不宜過高，一昧地增加免疫系統，並不適合此類自體免疫性疾病。例如：紅斑性狼瘡 flared up 階段，或器官移植之後的初階段，此時免疫力過高，對促進健康不一定有用。

蟲草真菌的雙向調節免疫力[12,13]

使其在器官移植中，扮演免疫抑制劑，可延長存活時間。

日本學者最新發表的研究：北蟲草的 endo-β-N-acetylglucosaminidase，可以發展它成為治療性的抗體物藥（therapeutic antibody pharmaceuticals），例如用於治療自體免疫性疾病的免疫調節治療劑（immunomodulatory therapeutic agent）。[14]

Q08. 退化性關節炎病者，可以服用嗎？

Ans： 骨關節炎（Osteoarthritis, OA）是長期進行的關節發炎與軟骨退化的老化現象。北蟲草萃取物大豆 - 腦苷脂（Soya-cerebroside），可有效地減少單核細胞浸潤並防止大鼠炎症模型中的軟骨退化。[15]

12 Zhang, Z. & Xia, S. S. (1990) *Cordyceps sinensis*-I as an immunosuppressant in heterotopic heart allograft model in rats. *J. Tongji Med. Univ*. **10**: 100-103. 異源心臟同種異體移植中，冬蟲夏草作為免疫抑制劑，可延長存活時間。

13 Zhu, X. Y. & Yu, H. Y. (1990) Immunosuppressive effect of cultured *Cordyceps sinensis* on cellular immune response. *Zhong Xi Yi Jie He Za Zhi*. **10**: 485-487.冬蟲夏草延長小鼠皮膚同種異體移植物的存活時間。

14 Huang Yibo, *et al*. (2018) Characterization of novel endo-β-N-acetylglucosaminidases from Sphingobacterium species, Beauveria bassiana and *Cordyceps militaris* that specifically hydrolyze fucose-containing oligosaccharides and human IgG. *Scientific Reports*. **8**:246.

15 Liu SC, *et al*. (2017) Soya-cerebroside, an extract of *Cordyceps militaris*, suppresses monocyte migration and prevents cartilage degradation in inflammatory animal models. Sci Rep. **7**:43205.

Q09. 對前列腺腫大有效果嗎？

Ans： 北蟲草子實體提取物可降低睪酮（Testosterone）分解代謝和睪酮刺激的前列腺腫大（Prostate Hypertrophy）[16]。罹患前列腺腫大的男性，發現白天排尿的情況有改善、晚上解尿次數減少的現象；同時，可能因為睡眠品質的改善也有幫助。

Q10. 對前列腺癌的人可以食用北蟲草嗎？

Ans： 蟲草素通過細胞質內線粒體的調控，誘導人類前列腺癌細胞的恢復正常凋亡[17]。請參考本書第五章北蟲草抗癌機轉：經由粒腺體的調控來活化 Caspases 3、8 及 9，使致癌基因 Bc1-2 受到阻斷，而使抗癌基因 Bax、Bak 變強，因而使癌細胞加速死亡（即恢復正常細胞的程式凋亡）。歐寧胥醫師（Dr. Dean Ornish，美國加州大學舊金山分校）發表的研究：採用純植物飲食也有相當的幫助抗前列腺癌，也是同樣的機轉：使致癌基因關閉、同時開啟抗癌基因。

---

16 Kusama K, *et al* (2020) *Cordyceps militaris* fruit body extract decreases testosterone catabolism and testosterone-stimulated prostate hypertrophy. *Nutrients*. **13**:50.

17 Lee HH, *et al*. (2013) Apoptosis induction of human prostate carcinoma cells by cordycepin through reactive oxygen species mediated mitochondrial death pathway.*Int J Oncol*. **42**:1036-1044.

Q11. 對生殖系統有哪些幫助？

Ans： 勃起不全（Erectile Dysfunction）分為器質性與功能性兩種，勃起功能障礙的危險因子（risk factors）頗為複雜，例如：心血管疾病患者，因血管內皮功能的損害，已經證實與男性勃起功能障礙密切有關；其他包括年齡、吸煙、糖尿病、憂鬱症、高血壓、腎臟病、工作壓力等危險因子，以及受到個人的精神、心理以及複雜的社會因素影響。所以，有勃起不全狀況的人，應先到醫院接受診治。雖然有些服用北蟲草的男性確實會有增加性慾（sexual drive）的現象，但不能當作是治療勃起不全的依靠。

北蟲草可以改善精液的品質

使用六週後，精蟲製造質量提升，增加 37-53%；八週可達到最高峰。效用可持續至停止餵食北蟲草菌絲體兩個星期之後。[18,19]

〔註〕 四十六年前，精蟲數是每 cc 為六千萬以上，一次射精量是 2.5 cc ！2017 年，以色列耶路撒冷希伯來大學研究：四十年來，男性精蟲數下降 60%，如繼續下降，五十年之後，大部分男性將失去生殖能力，大概都需要藉助人工受孕。

世界衛生組織一直在下修精液精質量標準

項目	1999年	2010年
濃度（Concentration）	≧2000萬/mL	≧1500萬/mL
活動力（Total motility）	≧50%	≧40%
精液容量（Volume）	≧2mL	≧1.5mL
外觀型態（Morphology）	≧15%	≧4%

18 Lin WH, *et al*. (2007) Improvement of sperm production in subfertile boars by *Cordyceps militaris* supplement. *Am J Chin Med*. **35**: 631-634.

19 Chang Y, *et al*. (2008) Effect of *Cordyceps militaris* supplementation on sperm production, sperm motility and hormones in Sprague-Dawley rats. *Am J Chin Med*. **36**:849-859.

北蟲草對環境賀爾蒙（雙酚A）引起的生殖損傷具保護作用[20]

（1）增加睪丸中超氧化物歧化酶（SOD）、穀胱甘肽過氧化物酶（GSH-PX）和穀胱甘肽（GSH）含量（具抗氧化能力）以及減少血清中丙二醛（MDA）濃度（具有劑量效應），可減少雙酚A引起之氧化傷害以及降低脂質過氧化。

（2）維持血清中促黃體化激素和睪固酮濃度，以及改善精子數量和活動力。

（3）北蟲草可正向調控睪固酮代謝酵素基因，可減少雙酚A引起之睪固酮表現量降低。

（4）由睪丸組織圖切片顯示：雙酚A引起成熟精子數量異常、曲細精管明顯缺失、支持細胞、生殖細胞排列紊亂，成熟精子和細長精子細胞數量減少。隨著北蟲草劑量的增加，成熟精子在曲細精管中的數量顯著增加，支持細胞和生殖細胞排列有序。

北蟲草對抗環境賀爾蒙的傷害生殖系統，值得做深入之研究。

[20] Wang J, *et al*. (2016) Protective effect of *Cordyceps militaris* extract against bisphenol A induced reproductive damage. *Syst Biol Reprod Med*. **62**: 249-257.

〔註〕起因：環境荷爾蒙（Endocrine-Disrupting Substance, EDS）又稱為『內分泌干擾素』扮演了一個重要的角色。這些人造化學物質污染環境，透過食物鏈再回到生物體內。它可模擬人體內天然的荷爾蒙，影響生育及引發生殖疾病。環境荷爾蒙對人類的生殖系統，傷害太大。不孕症增加，女性的乳癌、陰道腺癌不僅發生率倍數成長，發生的年齡也越來越年輕化，對男性也一樣的傷害，生殖器變短、睪丸癌變多，連精蟲數也一直下降。

常見的 70 種環境荷爾蒙：

1. 有機氯化物：戴奧辛 TCDD、多氯聯苯 PCB、DDT
2. 塑化原物料：鄰苯二甲酸酚、雙酚 A（奶瓶）
3. 40 種農藥：殺蟲劑、除草劑、殺菌劑

上世紀九十年代，由血管擴張劑老藥延展而成功開發出來的經典壯陽劑 ~Viagra（威而鋼），係屬 PDE-5 抑制劑（phosphodiesterase），作用於平滑肌，造成血管擴張（陰莖海綿體充血），達到持久勃起功能，對於器官性或心理性原因引起的勃起機能不全者，都顯示出效果。

北蟲草及冬蟲夏草長期以來在中國被當作壯陽劑，有「植物威而鋼」之戲稱，但其增加性功能的功效不同。此「使軟的變硬」功效是「益精固元」的基礎，當然比不上化學藥物的立竿見影。近代的研究中，已凸顯其能減緩肝臟、肺臟、腎臟等器官之纖維化與硬化，與相同訴求化的學藥物相對照，北蟲草及冬蟲夏草此種「使硬的變軟」的難得功效，相信是值得醫學上更多的研究。

Q12. 糖尿病患者服用北蟲草時是否有什麼注意事項？

Ans： 北蟲草可降低胰島素（insulin）的抵抗力，加強骨骼肌利用葡萄糖。服用北蟲草時，有時血糖及糖化血色素（HbA1C）會下降一些，這是因為北蟲草可以增強胰島素的作用、增加骨骼肌利用葡萄糖。於糖尿病者長期使用，可以發現血糖比較容易受到控制，而且疲勞感減少許多，體力更好了。

北蟲草具降血糖作用[21,22]

Choi[21] 等人（2004）研究顯示，使用 90% 胰臟切除的大鼠，可做為第二型糖尿病的模型，給予北蟲草水萃取物，能改善抗胰島素現象和胰島素分泌，伴隨增強骨骼肌葡萄糖利用率，而且並不影響胰臟 β-細胞分泌胰島素的能力。

---

[21] Choi SB, *et al*. (2004) Improvement of insulin resistance and insulin secretion by water extracts of *Cordyceps militaris*, *Phellinus linteus*, and *Paecilomyces tenuipes* in 90% pancreatectomized rats. *Biosci Biotechnol Biochem*. **68**: 2257-2264.

[22] Zhang G , *et al*. (2006) Hypoglycemic activity of the fungi *Cordyceps militaris*, *Cordyceps sinensis*, *Tricholoma mongolicum*, and *Omphalia lapidescens* in streptozotocin-induced diabetic rats. *Appl Microbiol Biotechnol*. **72**: 1152-1156.

Q13. 對胰臟有效果嗎？

Ans： 胰臟是為消化器官，分泌消化液進入十二指腸，協助消化糖、脂肪和蛋白質；另一方面，胰臟也是內分泌系統，會分泌胰島素來調節血糖。胰臟常見的疾病為胰臟炎、胰臟癌與糖尿病，胰臟炎常多因喝酒、肥胖等導致，糖尿病則是胰島素分泌不足或對胰島素發生阻抗造成。北蟲草對各器官都有很好的抗氧化作用；北蟲草尚可協助血糖調節，對糖尿病患者有益。

有關重度糖尿病患者的建議

學術研究顯示：北蟲草可以增強胰島素的活性，增強骨骼肌利用葡萄糖，具有降血糖作用。所以，糖尿病者可以服用北蟲草。

糖尿病者，同時使用北蟲草，有時可以看到的反應：

1. 疲勞感減少許多，體力更好了。
2. 如血糖值及糖化血色素（HbA1C）下降一些，口服降血糖藥物或胰島素的打針劑量，可以減量使用。

Q14. 為什麼北蟲草對酒精或飲酒之後，有好的作用呢？

Ans： 酒精的代謝作用在肝臟，它會大量地消耗肝臟中的酵素。北蟲草會增加肝臟內代謝酒精的兩種重要的酵素：alcohol dehydrogenases（ADH）及 acetaldehyde dehydrogenases（ALDH），所以北蟲草也有解酒與改善宿醉的效果。北蟲草對各組織及器官具有很高的抗氧化能力。

具有高的抗氧化能力之意義

即表示保護組織的作用：即有助於組織的恢復正常，可以活化細胞功能、強化排毒作用，以及減緩癌細胞成長。

（1）提升肝臟的抗氧化能力，表示有保護肝臟的作用。

（2）提升腦細胞抗氧化能力，表示有保護大腦的作用。

（3）提升血球抗氧化能力，表示有保護骨髓的作用。

ISOGreen 北蟲草提升肝臟的抗氧化能力：可以減少有害的蛋白質羰基，增加肝臟內重要酵素的活性、增加有解毒作用的 Glutathione，而且是劑量越高效果越好！

降低肝臟氧化壓力之機制

（1）肝功能之改善：降低 GOT 與 GTP [23]

（2）顯著減少四氯化碳所誘發的 glutathione（GSH）含量下降

（3）病理組織：抑制四氯化碳所誘發的肝臟毒性反應 [24]

北蟲草的蟲草素，可調升轉錄因子 NrF2（nuclear factor erythroid-2-related factor）的表現，造成抗氧化及抗發炎的作用。此影響也與北蟲草的劑量有關。

[23] 富享北蟲草對肝臟氧化之研究，富享生技公司，2009。

[24] Lan Wang, *et al*. (2018) Comparison of protective effect of ordinary *Cordyceps militaris* and selenium-enriched *Cordyceps militaris* on triptolide-induced acute hepatotoxicity and the potential mechanisms. *J Funct Foods*. **46**:365-377.

Q15. 連續服用兩週後，指甲、體毛開始生長的很快，請問這和北蟲草有關嗎？

Ans： 好的植物例如黑豆、納豆、人參等都有預防脫髮的效果，也有人體驗每天吃納豆後剃鬍子的頻率增加。頭髮會變黑與減少脫髮之有關抗衰老這一效果，主要來自這些種植物中含葡聚醣、多醣、SOD 等高抗氧化物成分。（請參考：第八章～延緩衰老與減少類澱粉蛋白沉積）

Q16. 為什麼北蟲草對肌膚有好的作用呢？

Ans： 富享團隊 2016 年新研究發現：（1）北蟲草可減少紫外線 UVA & UVB 對皮膚造成的光照老化與纖維母細胞 DNA 的傷害；（2）減少皮膚膠原蛋白（collagen）的流失；（3）北蟲草萃取物可促進皮膚纖維母細胞傷口之修復。（請參考：第八章～對肌膚的保護機制）

Q17. 北蟲草對神經系統具體有哪些效果？

Ans：大腦是生命的中樞。ISOGreen 北蟲草的研究，證實北蟲草具有極佳的神經保護作用（neuroprotection）：它改善與記憶力最重要的部位（大腦視丘 Thalamus 與海馬核 Hippocampus）的 β-類澱粉蛋白之沉積。[25]（請參考：第八章～延緩衰老與減少類澱粉蛋白沉積）

北蟲草增加記憶力學習能力與神經保護作用

（1）避免小鼠 β- 類澱粉蛋白誘導的神經細胞的死亡、以及其記憶力的衰退。

（2）抑制大腦、肝以及腎中一氧化氮產生及脂質過氧化。[26]

（3）蟲草素抑制神經細胞活氧化物的產生。[27]

（4）降低 p-Tau 蛋白（阿茲海默症發生初期扮演重要之因子）的表現量。[27]

（5）在有腦外傷小鼠，蟲草素改善神經功能缺損並減少神經元組織損失。[28]

（6）蟲草素透過抑制急性期嗞中性球細胞浸潤達到長期神經保護功能。[28]

---

[25] Decreases the amount of β-amyloid deposits in hippocampus of cerebrum in rats. Isogreen Biotechnology Inc. 2009.

[26] He MT, *et al.* (2019) Protective role of *Cordyceps militaris* in Aβ1-42-induced Alzheimer's disease in vivo. *Food Sci Biotechnol*. **28**:865-872.

[27] Song H, *et al.* (2018) Neuroprotective effects of cordycepin inhibit Aβ-induced apoptosis in hippocampal neurons. *Neurotoxicology*. **68**:73-80.

[28] Wei P, *et al.* (2021) Cordycepin confers long-term neuroprotection via inhibiting neutrophil infiltration and neuroinflammation after traumatic brain injury. *J Neuroinflammation*. **18**:137.

Q18. 北蟲草對頭痛有效嗎？

Ans：頭痛發生的原因很多，一般頭痛大都是屬於緊張性頭痛，乃因現代人生活壓力大，發生緊張性頭痛的人愈來愈多，北蟲草的神經保護作用，可以使緊張性頭痛獲得緩解。但是，如是經常性的發生，還是需要至醫院做詳細檢查，以找出疾病的原因。

Q19. 因為低血壓到了需要醫院給開藥的程度，服用了北蟲草後血壓變得穩定，發倦等不適的症狀變好了。請問，北蟲草為什麼會有這樣的效果？裡面是否含有什麼特殊成分？

Ans：血壓調節的生理機制很複雜，簡單的說來與血液容積（體積）及自主神經系統有關，因此自主神經系統失調或老化（指血管失去彈性），也較容易會發生低血壓。成人血壓小於90/60mmHg 時，常會被判斷為低血壓。（尚未查到北蟲草改善低血壓的作用機制之研究文獻。）

Q20. 那麼，高血壓的人可以服用嗎？

Ans：北蟲草明顯地改善心臟血管的循環。Takahiro Gotow 團隊以（2016 年諾貝爾生理醫學獎）大隅良典（Yoshinori Ohsumi）教授的「細胞自噬機制」（autophagy）之研究，北蟲草可以延長高血壓老鼠的壽命延長 29%。

Q21. 中年人常有心臟血管的疾病，適合使用北蟲草嗎？

Ans： 中年人的心臟血管的疾病，最常見的是高血壓、血管栓塞及心率不整。一些很好的保健食品，在高血壓及心律下整時，需要降低服用的劑量；而北蟲草是沒有這方面的禁忌。

含蟲草素的北蟲草具有抗血小板與抗血栓之作用[29]，冬蟲夏草萃取物可拮抗烏頭鹼誘導引起的大鼠心律不整[30]。

北蟲草可透過粒線體與「自噬功能」之影響，提高患有高血壓大鼠的存活率（壽命延長 29%）

（1）組織之顯微鏡觀察：CNS 神經元，心肌細胞，腎小球足細胞，腎上皮細胞與肝細胞均有改善。

（2）透過粒線體與自噬功能之影響，維持細胞恆定，提高鹽敏感的高血壓大鼠的存活率，平均多活 25 日。[31]

〔註〕2016 年諾貝爾生理醫學獎頒給發現「細胞自噬」機制（autophagy）大隅良典（Yoshinori Ohsumi）教授。「細胞自噬」是細胞對於自己的胞器進行分解、回收的機制。細胞自噬若受到干擾，可能會導致帕金森氏症、第二型糖尿病和其他在老年好發的疾病。細胞自噬基因的突變亦可能會造成遺傳疾病。而不正常的細胞自噬機制也與癌症有關。如今有許多研究正在研發以細胞自噬為標的藥物以對抗許多的疾病。

---

29 Kwon HW, *et al*. (2016) Antiplatelet and antithrombotic effects of cordycepin enriched WIB-801CE from *Cordyceps militaris* ex vivo, in vivo, and in vitro. *BMC Complement Altern*. Med. **16**:508.

30 Mei QB, *et al*. (1989) Antiarrhythmic effects of *Cordyceps sinensis* (Berk.) Sacc. Zhongguo, ZhongYao, Za Zhi. **14**:616-618.

31 Takakura K, *et al*. (2017) *Cordyceps militaris* improves the survival of Dahl salt-sensitive hypertensive rats possibly via influences of mitochondria and autophagy functions. Heliyon **3**: e00462.

Q22. 為什麼北蟲草可以消除疲勞呢？

Ans： 細胞內的粒線體提供細胞能量。北蟲草具抗氧化的能力，可以保護粒腺體不受氧化傷害；同時北蟲草還會增加粒腺體內的ATP（adenosine-5'- triphosphate）合成，促進細胞內的能量傳遞。所以服用北蟲草後，人的精神與耐力都會獲得提升與改善。另外，北蟲草亦會增加肺吸收氧氣的能力，使血液可運送較多氧氣到組織中，所以也會提升精力。（請參考：第六章～北蟲草如何增強運動機能）

Q23. 腎臟的數值（尿素氮、肌酸酐）能夠下降嗎？

Ans： 血液中「肌酸酐 Creatinine」的產生量與肌肉量成正比，因此一般男性的數值比女性高一點，經常鍛鍊者和肉食者的數值也較高；血液中「尿素氮 BUN」則是蛋白質經過消化分解後所產生的代謝產物。二者都以腎臟為主要的排泄器官。

當腎臟功能障礙不是很嚴重時（大約腎臟還維持正當功能的 1/2 以上之時），對於二者的排泄血液肌酸酐與尿素氮還可以。所以，當觀察到二者都升高時，表示腎臟已是傷害至相當的程度了！

腎臟病需特別注意鈉及鉀的含量、以及代謝物質的順利排泄。腎臟疾病者也希望增強體力以及抗老化而使自己更有活力，但是適合腎臟病者可以長期使用的保健食品確實很少！室內培育的北蟲草含極低量的鈉及鉀，兼又能保護腎臟，是最好的選擇。腎臟疾病者在服用北蟲草後，發現體力較佳、睡眠品質改善與血色素提升（貧血改善）。

〔註〕 IsoGreen 北蟲草：鈉 0.858 mg/g，鉀 3.83mg/g

蟲草真菌保護腎臟作用之機制

（1）可抑制 LDL 誘發的人類腎絲球間質細胞（mesangeal cell）增生。[32]

（2）減少 IgA 腎病變的血尿與蛋白尿。

（3）緩解腎臟移植的排斥作用。[33,34,35]

（4）降低胺基醣甘類（Amino glycosides）對腎臟之毒性：促進老鼠腎小管上皮細胞 DNA 合成，使近端腎小管細胞不受 Gentamycin 的傷害。[36,37]

[32] Wu ZL, *et al*. (2000) Inhibitory effect of *Cordyceps sinensis* and *Cordyceps militaris* on human glomerular mesangial cell proliferation induced by native LDL. *Cell Biochem Funct*. **18**:93-97.

[33] Wang, SY. & Shiao, MS. (2000) Pharmocological functions of Chinese medicinal fungus *Cordyceps sinensis* and related species. *J. Food Drug Anal*. **8**:248-257.

[34] Ng, TB. & Wang, HX. (2005) Pharmacological actions of Cordyceps, a prized folk medicine. *J Pharm Pharmacol*. **57**:1509-1519.

[35] Holliday J. & Cleaver M. (2008) Medicinal value of the caterpillar fungi species of the genus Cordyceps (Fr.) link. *A review. Inter. J Med. Mush*. **10**:219-234.

[36] 程曉霞，等人（2003）人工蟲草提取物對慶大霉素誘導急性腎小管損傷的防治作用。中國中西醫結合腎病雜誌，第4卷第04期。

[37] 程曉霞，等人（2004）人工蟲草提取物對大鼠單側輸尿管梗阻致腎小管間質損傷的保護作用。中國中西醫結合腎病雜誌，第5卷第08期。

Q24. 北蟲草含多醣體有何作用呢？

Ans： 植物細胞壁含有豐富的 D-Glucan（D 型葡聚醣）。D 型葡聚醣有 Alpha 和 Beta 二種，確有許多的益處，尤其是 Beta 常用來作為提升免疫、抗癌、神經修復等疾病的良好輔助品。蕈菇類細胞壁含的此二種葡聚醣很多，北蟲草也是如此。

〔註〕ISOGreen 北蟲草的 β- 葡聚多醣含量約為 6.3%。

Q25. 長期服用北蟲草會使體重增加嗎？

Ans： 日本山梨大學研究發現，北蟲草有抑制前脂肪細胞（preadipocyte）分化至成熟的脂肪細胞（adipocyte）的作用，並減少脂肪聚積在成熟的脂肪細胞內，而抑制成熟脂肪細胞變肥大。[38]

---

[38] 日本山梨大學Suppression of adipocyte differentiation by *Cordyceps militaris* through activation of the aryl hydrocarbon receptor. *Am J Physiol Endocrinol Metab* **295**: E859-E867, 2008.

Q26. 為什麼北蟲草會提升睡眠品質呢？

Ans： 諾貝爾生理醫學獎得主阿克塞爾羅德博士的很多實驗，均證實褪黑素（melatonin）有助控制睡眠循環。[39] 褪黑素的分泌於晚間中段時間最多，然後在晚間後段時間較少、再隨時間逐漸減少至天明，所以人正常都在晚上睡覺、天亮起床，好像有一個時鐘在作用一樣。可惜現代人的熬夜、不規律的生活習慣，打壞了這種生理節奏，也會影響褪黑素的正常分泌，所以常會有睡眠品質不好甚至失眠的現象。有研究指出北蟲草會增加褪黑素的分泌。

富享團隊的研究證實提升睡眠品質的機制：北蟲草延長整體睡眠以及安靜睡眠（非快速動眼期 NREM）。

〔註〕 請參考第八章【ISOGreen 北蟲草】的研究成果～改善睡眠的機制

Q27. 為什麼北蟲草會改善生理痛呢？

Ans： 經痛（痛經）大都因為子宮肌肉強烈收縮或痙攣所致，此為子宮內膜的前列腺素（prostaglandin）產生過度旺盛所致，另有一些經痛則是由於骨盆腔的病變所造成。極度錯綜複雜的內分泌系統控制著月經，下丘腦、腦垂體與卵巢三者都有關聯，最終的控制器官是哪一個仍無定論。確實許多女性服用北蟲草後，經痛獲得緩解、月經周期變穩定，北蟲草的神經保護作用的部分貢獻之外、它調節內分泌系統機制的貢獻仍需研究探討。

---

[39] Hu Ze, *et al*. (2013) Cordycepin Increases Nonrapid Eye Movement Sleep via Adenosine Receptors in Rats. *Evid Based Complement Alternat Med*. 蟲草素（cordycepin）減少睡眠－清醒循環（sleep-wake cycles），並增加非快速動眼期（NREM），有助於睡眠品質。

Q28.ISOGreen 北蟲草萬一不小心吃過量不會有問題嗎？

Ans： ISOGreen 北蟲草的急性與亞急性動物性實驗結果顯示，換算成人的體重，每日吃 100 公克，在食用上都是安全無虞的。

服用北蟲草是為身體保健的目的，長時間服用適當劑量，功效自然呈現。北蟲草的作用是與劑量呈正相關，建議正常人一天服用 600mg~2,000mg 即可。日本、中國、香港、澳門，法規建議每日使用量不超過 2 公克。

Q29. 孕婦、哺乳期產婦幼兒不建議食用嗎？

Ans： 原則上來講，是沒問題。但懷孕期間、哺乳期間、嬰兒，應以日常食物為主食，除了醫生建議的鐵劑、維他命一些慣用的補品之外，並不建議使用保健食品。

正常的胎盤與母乳，都有完全足夠的養份供給胎兒及新生兒，所以孕婦及新生嬰兒媽媽，正常飲食即可，並不建議再加保健食品。

雖於老鼠的實驗中，並未發現北蟲草對懷孕老鼠發生「畸型胎」的作用。但是，現代環境汙染嚴重，例如：重金屬、環境荷爾蒙到處存在，加上病毒變異、高齡產婦等因素，均是造成「畸型胎」的可能因素。為避免造成混淆，從事保健食品的業者，通常不建議孕婦與哺乳婦女服用。

Q30. 請問，是否有不易與北蟲草一起服用的「藥物」或「保健食品（成分）」？

Ans： 保健食品最好與藥物分開服用：如藥物飯後服用，北蟲草則可飯前、或兩餐間服用。即使藥物與藥物之間常會發生交互作用（drug interaction），因此建議藥品與保健食品分開服用；最好也避免同時服用多種保健食品，它們之間也可能存在交互作用。保健食品最多選用兩、三種優良的種類就可以了！

Q31. 北蟲草減輕肺纖維化

Ans： 氣管內注射 bleomycin 建立肺纖維化模型的小鼠實驗中：
北蟲草含有兩種高表現量 miRNA（miR-1321 與 miR-3188）可抑制 CXCR2 3'-UTR（肺微血管內皮細胞 IL-8 的受體）之 mRNA 表現，而減輕 bleomycin 所誘導急性肺傷害的嚴重程度。[40]

培養的冬蟲夏草溶液對 bleomycin 誘導的肺纖維化具有治療作用；結合 iPS 細胞與培養的冬蟲夏草溶液，更具良好治療效果。[41]

〔註〕 誘導性多能幹細胞 iPS[42]（Induced pluripotent stem cell），2006 年由日本學者山中伸彌團隊發現。

---

[40] Liu J, *et al.* (2015) *Cordyceps Militaris* Alleviates Severity of Murine Acute Lung Injury Through miRNAs-Mediated CXCR2 Inhibition. *Cell Physiol Biochem*. **36**:2003-2011.

[41] Wang J, *et al.* (2018) Bioinformatics Study on the Effect of *Cordyceps Sinensis* Combined with Pluripotent Stem Cell for Pulmonary Fibrosis. *J. Med. Imaging Health Inf.* **8**: 1126-1130.

[42] 蟲草素維持幹細胞多能性以及增加iPS誘導效率A novel application of Cordycepin （Cordyceps sinensis extract）: maintaining stem cell pluripotency and improving iPS generation efficiency 張丞軒／劉詩平

Q32. 北蟲草抑制腎細胞癌與黑色素瘤細胞的癌細胞轉移

Ans： 蟲草素調控 microRNA-21 和 PTEN 磷酸酶，抑制腎細胞癌的細胞轉移。[43] 藉蟲草素調控 miR-33 表現，抑制了高轉移性黑色素瘤細胞的癌細胞轉移。[44]

無法進一步轉譯成蛋白質的小分子核糖核酸 miRNA（microRNA，屬於非編碼 RNA），也能引起核糖核酸干擾 RNAi（RNA interference － 2006 年諾貝爾生理醫學獎）；它在癌症及嚴重的過敏性疾病如氣喘，所扮演重大角色的相關研究，藉助近十年來基因檢測技術的大幅躍進而日益增多。針對上世紀醫學於此類頑抗性疾病的更佳治療，可以寄望有更大的突破！

幹細胞也是近二十年來的重要新醫療技術，包括 iPS（2011 諾貝爾醫學生理獎）之研究。此研究提示：可藉助外植入物使體內幹細胞大幅增殖，於目前雖不敢誇言使幹細胞要多少就有多少的幹細胞大勝利，但修補或置換受傷器官的再生醫學之理想，應得以加速實現！

不止化學藥物之開發，真菌等微生物與草本等漢方藥材的新研究，也藉助這些新科技平台中的翹楚，得以了解更精確的機轉，並助益生理上之應用，同時使中西醫學有了共通語言，甚盼於中醫與西醫、東方與西方、古老與現代的撞擊所爆出的火花，更能增進人類健康與地球保育的福祉！

---

[43] Yang C, *et al*. (2017) Cordycepin induces apoptotic cell death and inhibits cell migration in renal cell carcinoma via regulation of microRNA-21 and PTEN phosphatase. *Biomed Res*. **38**: 313-320.

[44] Huang C, *et al*. (2015) Cordycepin (3'-deoxyadenosine) suppressed HMGA2, Twist1 and ZEB1-dependent melanoma invasion and metastasis by targeting miR-33b. *Oncotarget*. **6**: 9834-9853.

第五章

北蟲草的抗癌機轉

癌症成為本世紀人類生命的第一殺手，雖然抗癌新藥與新技術也不斷地被開發出來，但依權威醫學文獻的結論：抗癌是不能完全依類此類治療，還需輔以生活型態的改善、樂觀正向的意念（包括家人的支持）；也提出：改變飲食，對一些癌症病人可提高治療效果。

細胞凋亡（Cell Apotosis）

正常的細胞分裂 40-50 代後即會凋亡——即「程式細胞凋亡」（Programmed cell death）[1]；但癌細胞分裂至 70-100 代尚不會死亡。

北蟲草可使癌細胞回歸到正常的「程式細胞凋亡」，下頁圖瞭解它的機轉，粒腺體與調控細胞的死亡有關[2]：

粒腺體藉由細胞內的凋亡蛋白如蛋白酶 caspase3、8、9 的作用，誘導癌細胞的死亡（細胞核崩解），這也稱 intrinsic caspase pathway。同時誘導 Bcl-2（有人稱為致癌基因）的關閉，也使抗癌基因如 Bax、Bak 的開啟。北蟲草的這些共同作用，使癌細胞回歸正常的「程式細胞凋亡」，簡單地說，使癌細胞加速死亡。北蟲草於肺癌、乳癌、口腔癌[3]、血癌[4]等的抗癌作用，均有此一

---

1 程式凋亡基因的調控——2002年諾貝爾醫學生理獎

2 Jim CY, *et al.* (2008) Induction of Apoptosis by Aqueous Extract of *Cordyceps militaris* Through Activation of Caspases and Inactivation of Akt in Human Breast Cancer MDA-MB-231 cells. *J. micrbiology & biotechnology*. **18**: 1997-2003.

3 Wu WC, *et al.* (2007) The apoptotic effect of cordycepin on human OEC-M1 oral cancer cell line. *Cancer Chemother Pharmacol*. **60:** 103-111.

4 Lee H, *et al.* (2006) Induction of apoptosis by *Cordyceps militaris* through

相同的機轉。

又，細胞的生命，也受附在 DNA 尾巴的端粒（telomere）的長短所影響。以肺癌為例，93% 的病人，其端粒酶的活性很強，抑制端粒酶（telomerase）的活性，也可使癌細胞加速死亡。

粒腺體調控細胞凋亡的機制

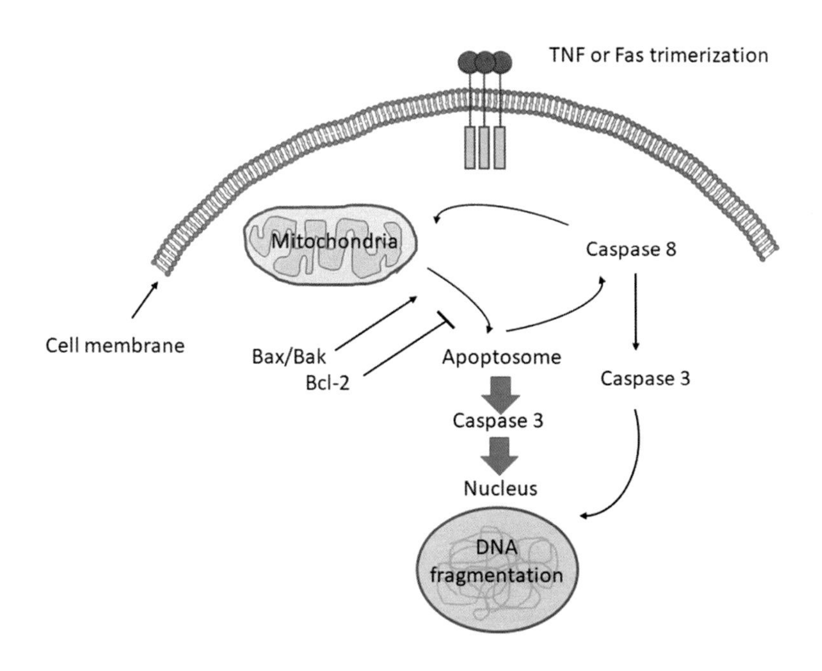

activation of caspase-3 in leukemia HL-60 cells. *Biol. Pharm. Bull. Apr.* **29**: 670-674.

北蟲草的抗癌機轉

（1）蟲草多醣：是一種「water-soluble D-glucan」，提升巨噬細胞（Macrophage）作用、增加 Interleukin-2 之細胞激素。

（2）蟲草素：經 RNA 聚合酶抑制異常細胞與癌細胞的核酸形成，減緩癌細胞的減速分裂之速度。

（3）高的抗氧化作用。

（4）大幅清除自由基作用。

（5）活化 Caspases 3、8、9，誘導癌細胞的凋亡。

（6）抑制致癌因子的表現（Inhibit Bc1-2 expression），同時使抗癌基因 Bax、Bak 變強。

（7）抑制腫瘤新血管增生（Anti-angiogenesis）。

（8）抑制端粒酶（telomerase）的活性。

北蟲草具有誘導乳癌細胞之細胞凋亡的效果[5]

（1）增加粒腺體膜電位的下降率，誘導細胞凋亡。

---

[5] Jim, CY, *et al.* (2008) Induction of Apoptosis by Aqueous Extract of *Cordyceps militaris* Through Activation of Caspases and Inactivation of Akt in Human Breast Cancer MDA-MB-231 cells. *J. microbiol biotechnol.* **18**: 1997-2003.

多年來被議論的話題：冬蟲夏草與北蟲草相當

自1950年蟲草素被發現之後，也開始很多從蟬茸等萃取出期待具有抗癌作用的蟲草素的研究。

冬蟲夏草

北蟲草

但是，冬蟲夏草、蟬茸因為無法合成蟲草素，所以無法期待具有抗癌作用。

蟲草素含量北蟲草高於冬蟲夏草，但二者的有效成分相當。

（2）Caspase 活性：增加 Caspase-3、8、9 的活性，誘導細胞凋亡。

（3）Akt pathway 分析：阻斷 PI3K/Akt 路徑訊號的傳遞，誘導細胞凋亡。

北蟲草具有誘導肺癌細胞之細胞凋亡的效果[6]

（1）北蟲草萃取物（WECM）能誘導肺癌細胞的細胞凋亡，

[6] Park SE, *et al.* (2009) Induction of apoptosis and inhibition of telomerase activity in human lung carcinoma cells by the water extract of *Cordyceps militaris*. *Food Chem. Toxicol.* **47**: 1667-1675.

並抑制肺癌細胞之端粒酶的活性。

（2）93% 的肺癌具有很強的端粒酶活性。

（3）抑制端粒酶的活性就能加速癌細胞的死亡。

北蟲草可減少輻射線傷害DNA[7]

輻射線（irradiation）會嚴重損害 DNA，尤其血液中的紅血球、白血球、血小板是最敏感的，最容易受到破壞。北蟲草可從增加自由基的清除，並防止輻射線所造成的 DNA 雙股斷裂。

抗癌化學藥物 chemotherapy 與輻射線 irradiation 二者，均會傷害 DNA，尤其血液中的紅血球、白血球、血小板這三種血球最是敏感，最容易受到破壞，而輻射線的傷害更大。北蟲草作為輔助食品使用，並不會妨礙抗癌階段的治療。

[7] Jeong MH, *et al.* (2014) In vitro evaluation of *Cordyceps militaris* as a potential radioprotective agent. *Int J Mol Med*. **34**:1349-1357.

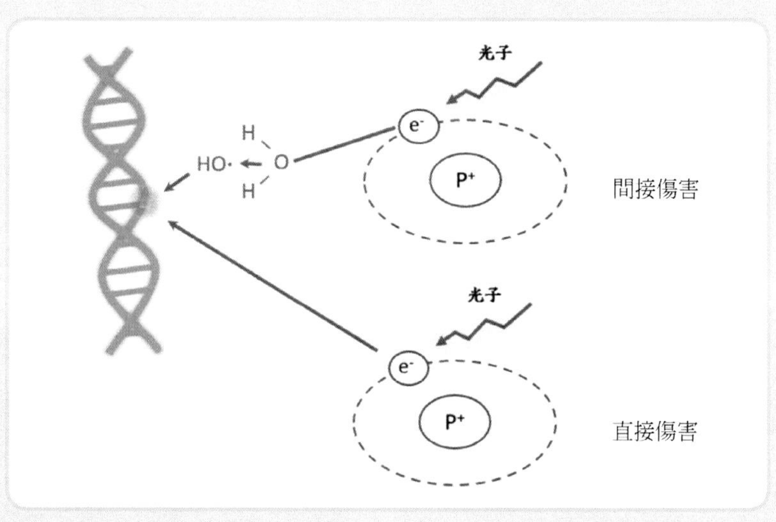

游離輻射對細胞的直接與間接傷害

第六章

北蟲草如何增強運動機能

運動時肌肉收縮，所需的能量是由 ATP（Adenosine triphosphate，腺苷三磷酸）提供，開始時是經由有氧途徑，葡萄糖被分解成二氧化碳和水；然而，長時間的運動，當血液無法提供足量的氧氣之時，則改以無氧途徑來產生能量，葡萄糖代謝成乳酸。若運動不斷持續，乳酸會逐漸堆積，使肌肉呈現疲勞狀態。

為了因應人體的活動能力，肌肉新陳代謝速率的變化幅度是很大的，例如：

（1）對照休息狀態的肌肉，運動中肌肉的氧化速率增加幾十倍以上。

（2）在耐力訓練期間，除大量消耗肝醣（glycogen）之外，也有多達 15% 肌肉量的消耗，導致肌肉恢復能力與最終的運動表現都變差。

（3）在劇烈增加的新陳代謝速率時期，相對地生理狀態的變化也必須能配合，例如免疫系統、呼吸循環系統、中樞神經系統、內分泌腺、肝臟、腎臟等，都需能密切協調。

運動員長時間密集勞累是非常消耗體力的，「過度訓練症候群 Overtraining syndrome（OS）」與「慢性疲勞 Chronic Fatigue（CF）」，是很好的例證。此二者的產生，人體的免疫系統是主要貢獻者。是因為長時間或是反覆的身體壓力之下，會產生複雜的缺失：肝內肝醣（glycogen）貯儲量不足，分解與合成二個作用失衡，或胺基酸失衡等，全都會導致內分泌系統中反向調節的移動。

運動員在經過一連串的超負荷訓練後，過多的肌肉壓力導致局部性的發炎，進而演變成長期性發炎，最後導致組織性發炎，因而使神經、內分泌系統與心理的失調，免疫力下降，引發『過度訓練症候群』與『慢性疲勞』的發生：如疲勞、成績退步，有憂鬱症或睡眠障礙、甚至會因免疫力下降而有頻繁的上呼吸道感染。非常注重運動的人，因過度運動（compulsive exercise）之後，出現失眠、情緒不佳及上呼吸道感染的失調，也是一樣的道理。

因此，要有優異的運動表現，一定要控制分解代謝與保護神經與內分泌系統，並提升免疫力，以減少過度訓練綜合症和慢性疲勞的發生頻率。找尋可以經由增加免疫力與耐力的草藥或補充品，仍然是困難的。然而，也有一些被認為是良好的方法，可以幫助增加耐力及運動能量的表現，常使用支鏈胺基酸，谷胺酰胺、鎂、肌酸一水合物和膽鹼，但進一步的研究也顯示出效果沒有那麼的驚人以及個人的差異化。

運動員的訓練與表現牽涉到飲食、情緒、訓練方式、環境、個人體質…等，影響的因素極為複雜，並非改善單一方式即可促成最佳效果。運動員都非常注意他們的飲食，以及食物如何影響他們的表現。有助於改善最頂尖世界級的運動員的過度訓練症候群與慢性疲勞的食物及食品補充品，應是一些國家的機密。

關於蟲草真菌（*Cordyceps* spp.）增加體力與耐力研究很多，例如：

冬蟲夏草（*Ophiocordycpes sinensis*）可使血漿皮質醇（cortisol）的濃度增加，經由大腦皮質的作用使腎上腺素分泌增加，強化了身體的能量。皮質醇是一種在分解作用（catabolic action）時所釋放的腎上腺荷爾蒙，此過程也消耗肌肉量。如果可以減少皮質醇分解作用，就可以誘導內分泌系統轉向合成作用（anabolic action），經蛋白質合成以及氮平衡，使肌肉量恢復，這對運動時的表現與運動後的復原，是非常的重要。唐（1986）的研究，進一步的支持冬蟲夏草保護過度訓練症候群：研究顯示蟲草能夠對抗注射皮質醇的免疫壓制效果。

北蟲草（*Cordyceps militaris*）可大提升體力與耐力。研究發現北蟲草可增加耐缺氧的能力：有服用北蟲草的老鼠在無空氣供應的密閉系統中，存活時間較長；另在游泳耐力實驗中，服用北蟲草的老鼠組，較慢才發生精疲力竭的現象[1]。

已有報導指出，心肺適能（cardio-respiratory fitness, CRF）的高低與死亡率有關，且 CRF 偏低是造成心血管疾病死亡的因素之一。根據研究顯示，補充北蟲草可提高成人對高強度運動的耐受性，長時間的補充可對最大耗氧量（VO_2max）、換氣閾值（VT）、筋疲力盡的時間（TTE）和相對峰值功率輸出（RPP）（亦即無氧運動）會有所改善[2]。

某些國家所供給運動員的配方都為中草藥複方，且其中成份與配方比例皆列為機密。因為運動員平日的飲食與食用許多補品也會造成影響，若加上北蟲草之後，尿液與血液檢測是否會有藥物反應，我們是沒有這方面的經驗。

---

1 Xu YF. (2016) Effect of Polysaccharide from *Cordyceps militaris* (Ascomycetes) on Physical Fatigue Induced by Forced Swimming. *Int J Med Mushrooms*. **18**:1083-1092.

2 Hirsch KR, *et al*. (2017) *Cordyceps militaris* improves tolerance to high-intensity exercise after acute and chronic supplementation. *J Diet Suppl*. **14**:42-53.

然而北蟲草對生理具有多重的好作用，例如：提高自由基的清除率，有抗發炎抗氧化的作用；減少類澱粉蛋白的沉積，因而有神經保護作用，增加記憶力與學習能力；其他例如：提升免疫力、保護肝臟及腎臟、平衡內分泌系統、抗老化、抗癌、降血糖、保護呼吸循環系統…等等；加上有提升體力與耐力的作用，對一般運動員而言，「北蟲草」對於提升耐力、體力、恢復力，應是很好的輔助食品。

本書筆者，並非運動學領域的專家，並不知道這種瞬間決定勝負如奧林匹克競賽，其所檢測禁藥的詳細內容。或許，有興趣的專家可與運動界研究及實驗，以得到更安全的使用。

第七章

北蟲草抑制新冠病毒（SARS-CoV-2）之研究

新冠肺炎（COVID-19）

嚴重急性呼吸系統綜合症冠狀病毒－2（SARS-CoV-2）是COVID-19 的致病病原體。其大流行使得大多數國家的醫療保健系統負擔過重，並導致巨大的經濟損失。

SARS-CoV-2 通常通過呼吸道飛沫傳播，最初目標是上呼吸道和下呼吸道。平均潛伏期為 6.4 天，出現的症狀通常包括發燒、咳嗽、呼吸困難、肌痛或疲勞。雖然大多數患者病情較輕，但少數患者出現嚴重缺氧，導致呼吸衰竭，需要氧氣治療或機械通氣，嚴重者需要住院治療。

新冠病毒的傳染力特別強，有以下幾點特徵：

1. 排毒期特別久。
2. 環境中毒性衰減很慢。
3. 沒症狀的帶原者也會傳染。
4. 初期平均死亡率高。
5. 治癒出院後還會傳染？

新冠病毒攻擊部位：

1. 攻擊免疫系統，像愛滋病毒（HIV）；
2. 同時攻擊肺部氣管的上皮細胞，造成肺炎與肺纖維化，像 SARS；所以具有「SARS 加上愛滋病（AIDS）」的特性；

3. 攻擊男性生殖系統，如美國衛生研究院（NIH）最新研究結果：指出男性人體睪丸中的精原細胞、間質細胞和支持細胞，都是新型冠狀病毒攻擊目標，如果遭到感染可能導致男性製造精子的功能失效。

長新冠（long COVID）

得到新冠病毒恢復後有一些後遺症，如容易疲勞、腦霧等，稱之為「長新冠」（long COVID）。新冠病毒的這些特徵，完全推翻了過去數十年，人類對A型／B型流感大量統計後的經驗。最終解藥——疫苗，要發生一年後才能大量使用，在疫苗出來前，隔離、封城與鎖國，這三部曲是唯一最有效的方法。

腦霧（brain fog）是指用於描述思維遲緩、模糊或恍惚的感覺；影響一個人思考或集中注意力的能力。

經調查發現，120名新冠病毒病患，在111天後，持續的症狀有疲勞（55%）、呼吸困難（42%）、表達出有記憶喪失（34%）、注意力不集中（28%）以及睡眠障礙（30.8%）等問題[1]。

另藉由電話調查2696位新冠痊癒三個月之病患，發現其中有62.3%有長新冠症狀，其中有7.2%的病患有腦霧的症狀[2]。

輕度以及中度的新冠患者也會出現腦霧的症狀，患者皆為感

[1] Garrigues E, *et al*. (2020) Post-discharge persistent symptoms and health-related quality of life after hospitalization for COVID-19. *J Infect*. **81**: e4-e6.

[2] Asadi-Pooya AA, *et al*. (2022) Long COVID syndrome-associated brain fog. *J Med Virol*. **94**: 979-984.

染後約五個月後進行調查，會有 42% 的病患會有認知障礙的症狀，其中又以女性較多，並且 18% 的患者有腦部的異常（磁振攝影檢查 MRI），且 COVID 陽性患者在注意力和工作記憶測試中表現更差[3]。

2022 年 12 月《自然》（*nature*）雜誌報導顯示，病毒能夠在人腦內感染和複製，以及病毒在感染早期通過血液傳播，在呼吸道感染後將病毒播種到全身，並有個案存在 7 個月以上。儘管 SARS-CoV-2 RNA 在全身廣泛分佈，但幾乎沒有觀察到呼吸道外炎症或直接病毒細胞病理學的證據，其他被發現的部位，還包括心臟、淋巴結、胃腸道、腎上腺和眼睛。

在 44 個案例中，35 人（92.1%）在死亡時患有急性肺炎或瀰漫性肺泡損傷；10 例（23%）出現肺血栓栓塞併發症，4 例出現心肌浸潤，包括 1 例實質性心肌炎；糖尿病腎病和脂肪性肝炎分別有 10 例（23%）和 5 例（12%）；肝壞死（13 例，30%）和符合急性腎損傷的變化（17 例，39%）可能與這些重病患者的缺氧缺血性損傷（hypoxic–ischaemic injury）有關[4]。

北蟲草抑制新冠病毒作用機制

目前，新型 COVID-19 肺炎流行，影響數千萬人。蟲草素（3’-

[3] Hugon J. (2022) Long-COVID: Cognitive deficits (brain fog) and brain lesions in non-hospitalized patients. *Presse Med*. **51**: 104090.

[4] Stein SR *et al.* (2022) SARS-CoV-2 infection and persistence in the human body and brain at autopsy. *Nature*. **612**: 758-763.

脫氧腺苷）是一種已知的真菌來源的天然腺苷類似物，也可以合成生產。這種具有生物活性的植物化學化合物具有多種經證實的強大藥理作用，可有效促進新冠病毒的綜合治療，其中抗病毒活性處於領先地位。

一些新的研究預測了蟲草素對主要新冠病毒蛋白靶標，例如棘蛋白（S protein）、主要蛋白酶酵素和 RNA 依賴性 RNA 聚合酶酵素的抑制親和力評估方法。有趣的是，目前的研究首次顯示：蟲草素能夠有效抑制新的新冠病毒耐藥病毒株的繁殖，體外抗新冠病毒 EC50 約為 2 μM，優於瑞德西韋 Remdesivir 及其活性代謝物 GS-441524[5]。蟲草素分子的理想藥效特性使其成為典型的新冠病毒複製抑製劑，其靈活的結構可用於未來大多數類型的衍生化[6]。

在蟲草抗新冠病毒之研究方面，蟲草素與抗新冠病毒藥物瑞德西韋做比較。（a）瑞德西韋及蟲草素不影響正常細胞存活。（b）蟲草素最有效劑量（10 μM），對新冠病毒 E 基因和 N 基因的抑制率，可達瑞德西韋藥物的 65% 和 42%[7]。

腺苷（Adenosine）是一種先天免疫介質，在炎症過程中由受損的肺組織大量分泌。通過激活腺苷受體 A1、A2A、A2B 和

---

5 Rabie AM. (2022) Potent inhibitory activities of the adenosine analogue cordycepin on SARS-CoV-2 replication. *ACS Omega*. **7**: 2960-2969.

6 Jing Du *et al*. (2021) Interactions between adenosine receptors and cordycepin (3'-deoxyadenosine) from *Cordyceps militaris*: Possible pharmacological mechanisms for protection of the brain and the amelioration of Covid-19 pneumonia. *J Biotechnol Biomed* **4**: 26-62.

7 Verma AK, & Aggarwal R. (2021) Repurposing potential of FDA-approved and investigational drugs for COVID-19 targeting SARS-CoV-2 spike and main protease and validation by machine learning algorithm. *Chem Biol Drug Des*. **97**: 836-853.

A3，腺苷在預防急性肺損傷和腦損傷方面發揮著重要作用。蟲草素（3'- 脫氧腺苷）是腺苷受體的激活劑。在臨床和動物模型中，它可以增強人體免疫力，促進抗發炎過程，抑制 RNA 病毒繁殖，防止腦、肺、肝、心和腎損傷，並改善肺纖維化。

蟲草和蟲草素產品可作為潛在的藥用腺苷受體激動劑，對改善新冠病毒肺炎和保護大腦發揮有益作用。北蟲草中除了蟲草素具有潛在抑制新冠病毒的能力，是否還有其他活性成分參與其中，還需要更多臨床試驗來驗證。

第八章

ISOGreen 北蟲草的研究成果

一、抗發炎及抑制血管新生

（一）抗發炎的研究[1]

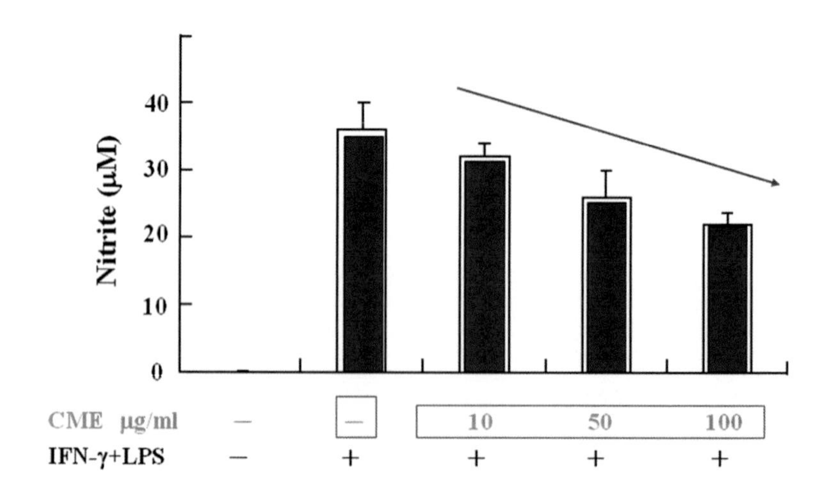

ISOGreen 北蟲草水萃取物（CME）對 LPS 及所活化的巨噬細胞（RAW264.7）產生 NO 的影響。使用 Griess reaction 來測量 nitrite 的量。CME 於 10、50、100 μg/ml 的濃度下，可分別抑制 10%、26%、37%的 nitrite 產生。

[1] 發炎是萬病之源！長期慢性發炎與癌症、糖尿病、肥胖症、骨質疏鬆症等重要成人疾病息息相關。許多研究指出：只要能抑制身體的慢性發炎，就能有效降低疾病的發生機率。

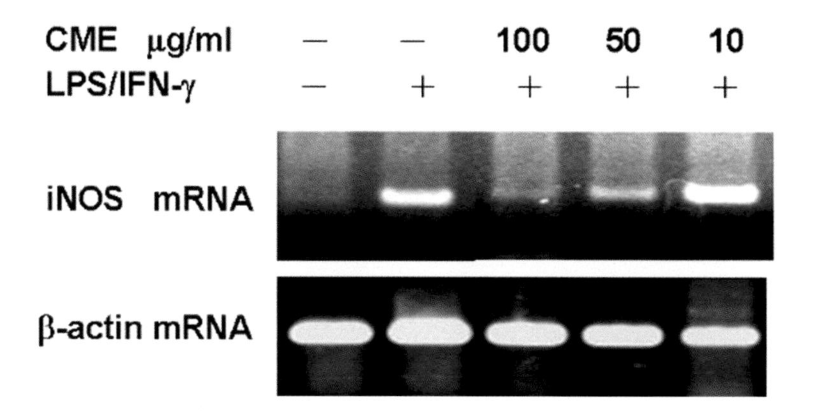

ISOGreen 北蟲草水萃取物（CME）對由 LPS 及 IFN- γ 所活化的巨噬細胞（RAW264.7）之 iNOS mRNA 的影響。CME 可抑制 iNOS mRNA 的表現，且具有劑量效應關係。[2,3]

LPS（Lipopolysaccharide）與 Interferon γ，二者可活化巨噬細胞而產生 NO，這是經由 iNOS mRNA 這種發炎反應物質的作用。

對照的 β-actin mRNA，它分子結構極似前者，因不是發炎反應物質，ISOGreen 北蟲草水萃取物（CME）對它沒有作用。

---

2 NO（一氧化氮）是重要的發炎物質，它受iNOS mRNA的調控。證明ISOGreen北蟲草萃取物的濃度越高，抗發炎的作用越強。

3 iNOS mRNA是主要的發炎反應物質；ISOGreen北蟲草的濃度越高，阻害iNOS mRNA的表現的作用越強。

（二）抑制新生血管的研究[4]

雞胚尿囊絨毛膜（CEM）血管增生試驗

（Chick Embryo Chorioallantoic Membrane Vascularisation Assay）

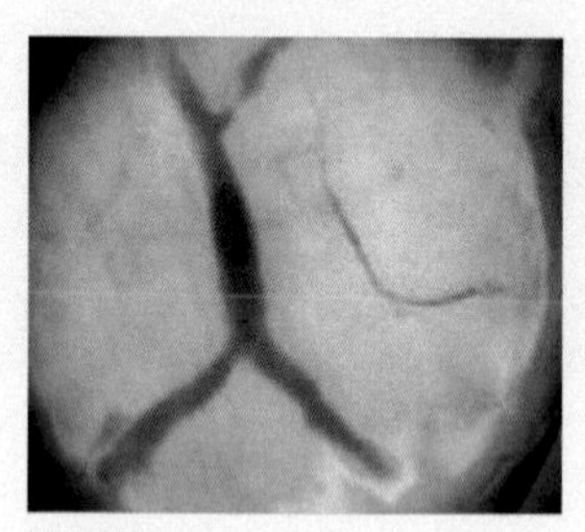 對照組	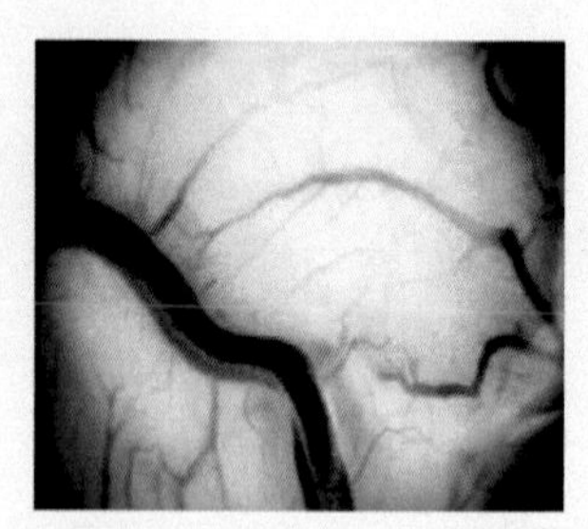 加入 VEGF 200ng 呈現血管增生現象
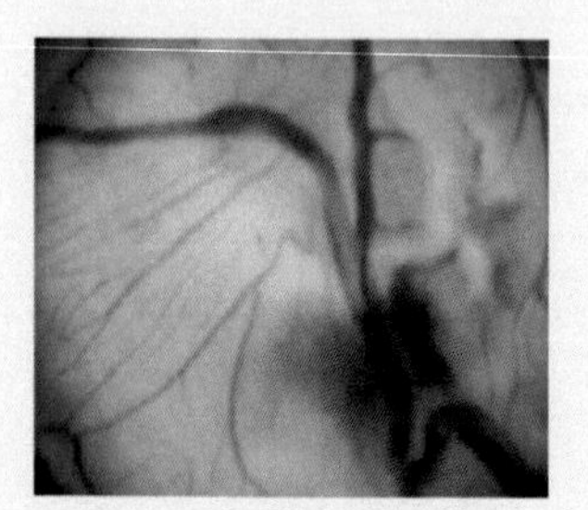 加入 VEGF 200ng 與 CME 6.4 μg/20μl，血管增生減少	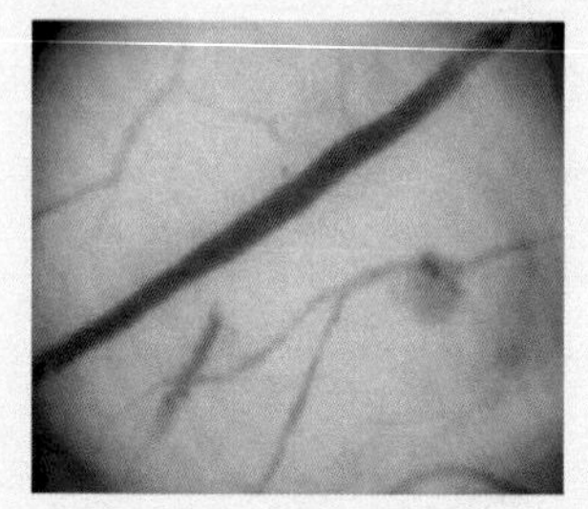 加入 VEGF 200ng 與 CME 64 μg/20μl，血管增生被抑制更明顯

*血管新生增殖因子（Vascular Endothelial Growth Factor, VEGF）

*北蟲草萃取物（Cordyceps militaris Extract, CME）

---

4 癌腫瘤需更多的血管供給。具有抗血管新生的抗癌藥物，是幾種標靶治癌藥物中的一種。例如，在三、四十年前，造成孕婦產生畸形胎的沙利竇邁（Thalidomide），因其具有此作用，現在成為治療白血病的標靶治癌藥物。

二、延緩衰老與減少類澱粉蛋白沉積

（一）老化判定基準的比較

老化促進小鼠（SAMP8）實驗，SAMP8 為日本京都大學所培育出之老化促進的老鼠品種，其特徵為生命期短且學習記憶能力缺損，常做為老化及學習能力、記憶力相關研究的實驗對象。

外觀老化指數：以行為反應、外表毛髮及皮膚、眼睛與其周圍組織，脊柱彎曲度為指標評分，評分後之總和，分數愈高者，代表外觀老化愈嚴重。

結果：服用 ISOGreen 北蟲草的實驗組，其老化指數較低，外觀較年輕。

實驗顯示：ISOGreen 北蟲草具延緩年齡增加導致的外觀老化。而且是劑量越高效果越好。

ISOGreen 北蟲草外觀抗老化的效果

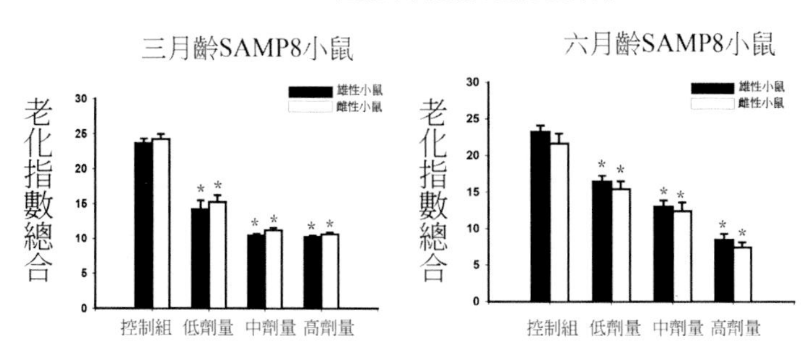

單次被動迴避試驗
(single-trail passive avoidance test)

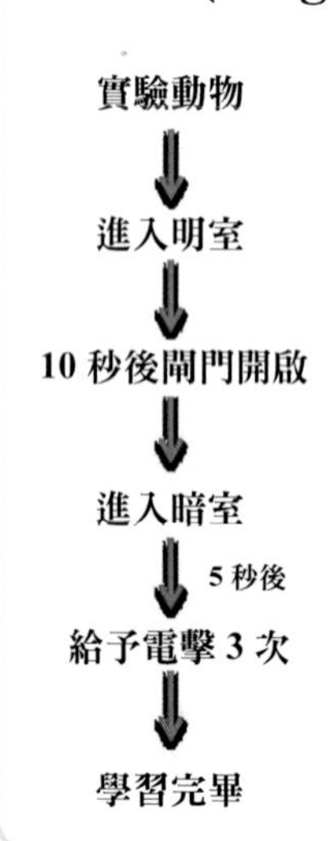

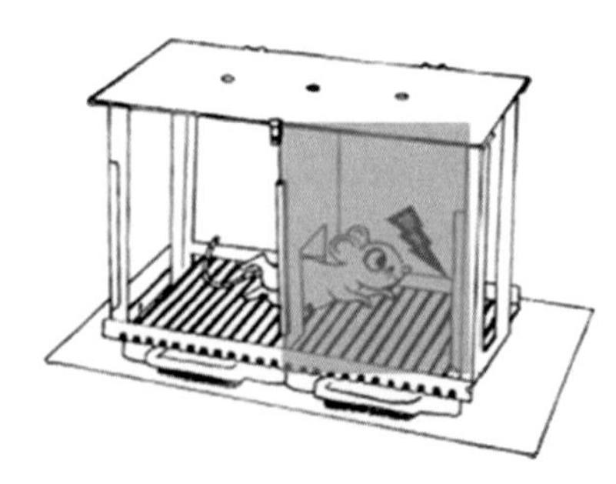

電擊量：0.5mA/0.5 秒／次

24、48、72 小時，7 天後同樣流程操作，但不給予電擊紀錄停留明室時間

單次被動迴避試驗－三月齡 SAMP8 小鼠

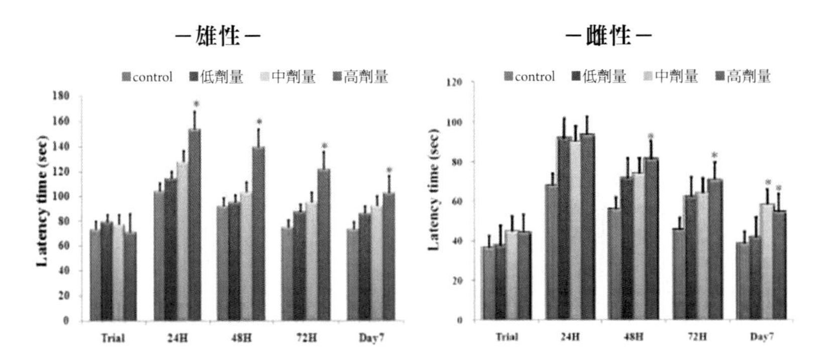

單次被動迴避試驗－六月齡 SAMP8 小鼠

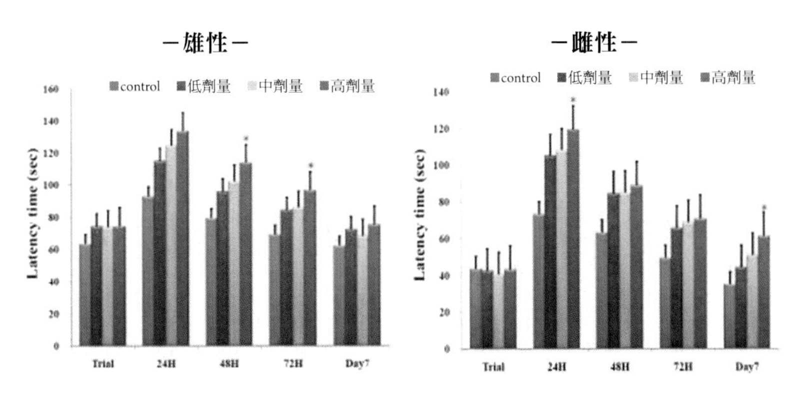

單次被動迴避試驗顯示：服用 ISOGreen 北蟲草的實驗組，滯留於明室的時間均較未服用 ISOGreen 北蟲草的對照組長，表示其學習記憶能力較佳。

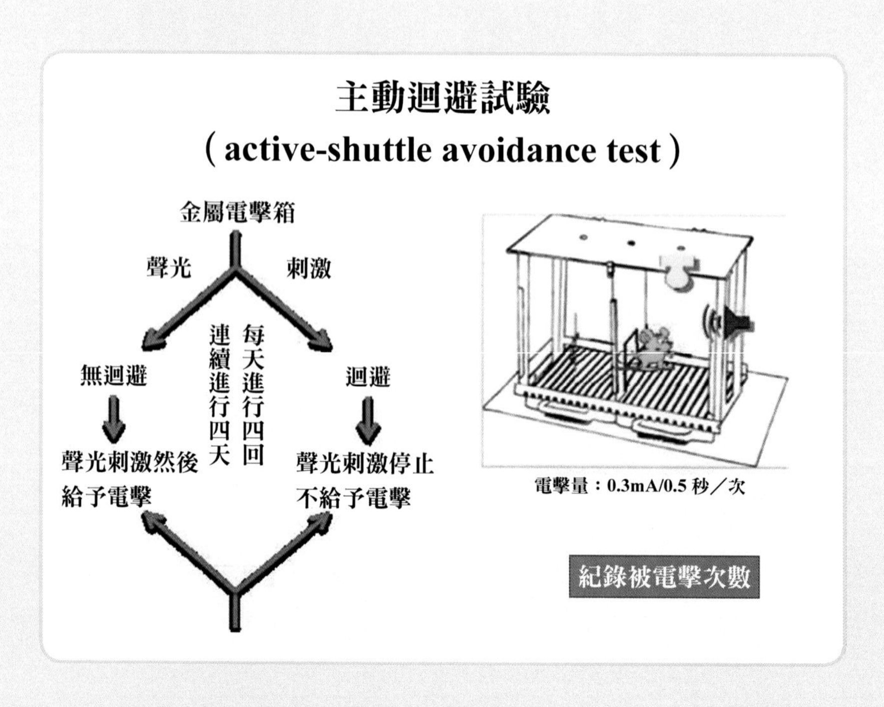
主動迴避試驗
(active-shuttle avoidance test)
金屬電擊箱
聲光
刺激
無迴避
迴避
每天進行四回
連續進行四天
聲光刺激然後
給予電擊
聲光刺激停止
不給予電擊
電擊量：0.3mA/0.5 秒／次
紀錄被電擊次數

主動迴避試驗－三月齡 SAMP8 小鼠

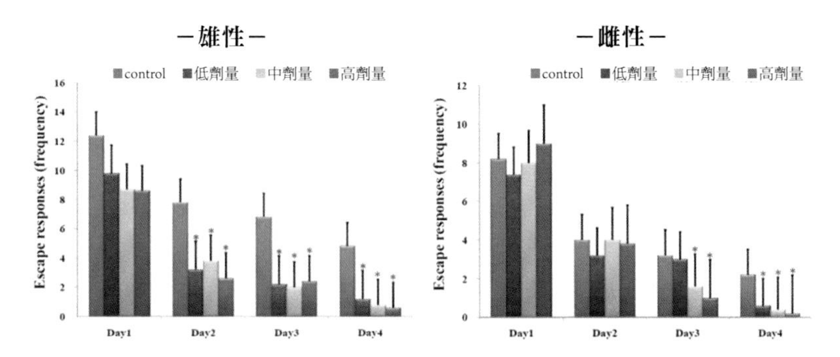

主動迴避試驗－六月齡 SAMP8 小鼠

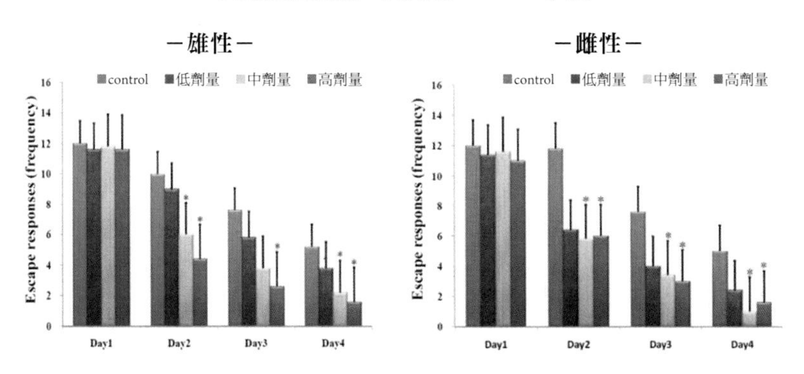

主動迴避試驗顯示：服用 ISOGreen 北蟲草的實驗組，逃脫反應次數較未服用 ISOGreen 北蟲草的對照組少，表示小鼠被電擊之次數較少，顯示其學習記憶能力較佳。

（三）對肝臟抗氧化之研究

1.蛋白質羰基（Protein carbonyls）

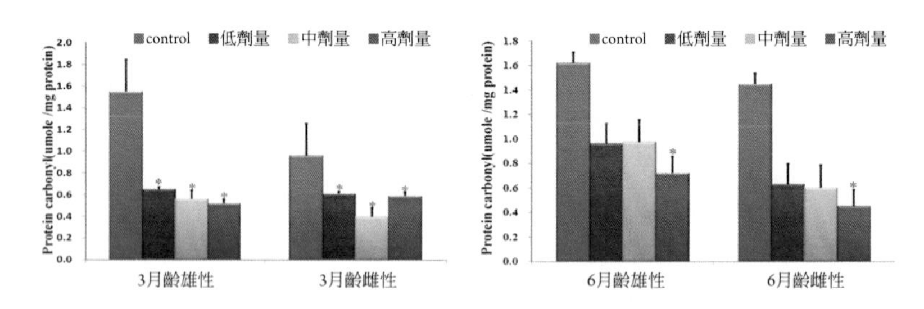

羰基（carbonyls）為蛋白質的氧化產物，故可作為蛋白質氧化的指標。與未服用 ISOGreen 北蟲草的對照組相比，服用 ISOGreen 北蟲草的實驗組蛋白質羰基濃度有顯著下降（$P<0.05$），即顯示 ISOGreen 北蟲草具有抗氧化之能力。

2.總硫醇化合物（Total thiol）

穀胱甘肽（Glutathione，GSH），肝臟的解毒過程中，最重要的要素之一。

硫醇化合物的總含量

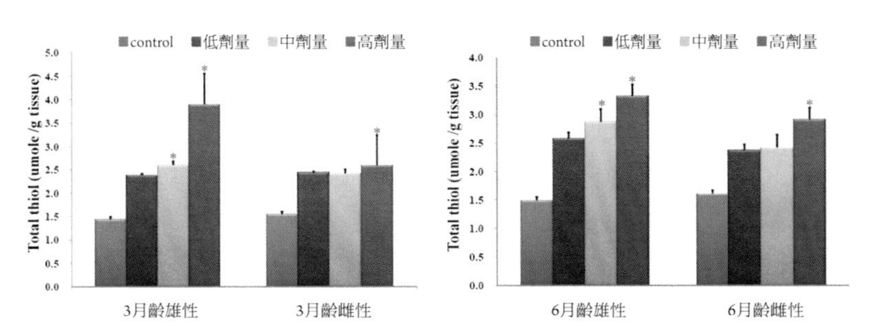

總硫醇化合物（Total thiol）亦為抗氧化能力指標之一。與未服用 ISOGreen 北蟲草的對照組相比，服用 ISOGreen 北蟲草的實驗組總硫醇化合物有顯著上升（$P<0.05$），即顯示 ISOGreen 北蟲草具有抗氧化之能力。

3.超氧化物歧化酶（SOD）和過氧化氫酶

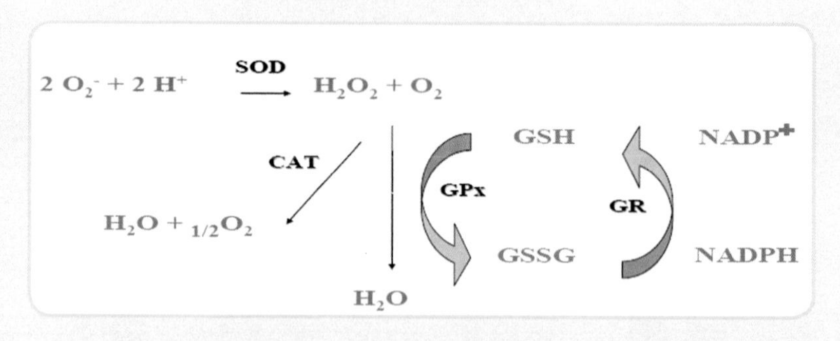

SOD 活性

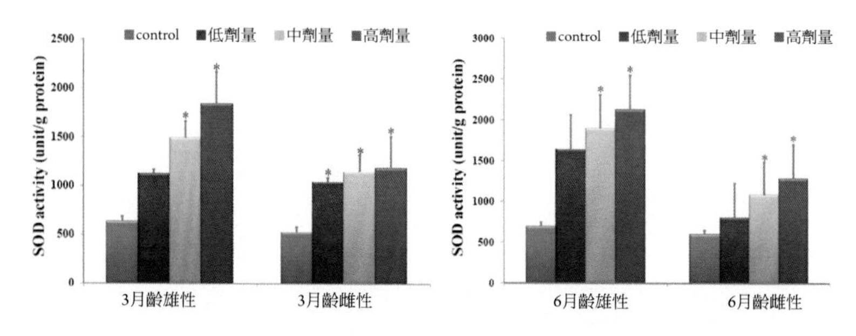

肝臟的抗酸化能力－ Catalase 活性

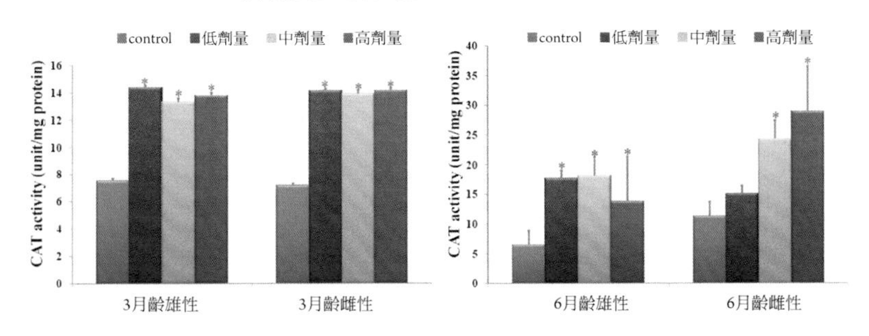

SOD 使 O_2 轉變成 H_2O_2，再經由 Catalase 將 H_2O_2 水解成水和氧（Bonorden and Pariza，1994），以清除 O_2 減少活性氧之生成，因此 SOD 被認為是抗氧化作用中的第一道防線。

SOD、Catalase 與未服用 ISOGreen 北蟲草的對照組相比，服用 ISOGreen 北蟲草的實驗組 SOD、Catalase 活性有顯著上升（$P<0.05$），即顯示 ISOGreen 北蟲草具有減少自由基，具增加抗氧化之能力。

（四）β類澱粉蛋白的觀察

β 前類澱粉蛋白（β-amyloid precursor protein）、腦部老年斑塊阿茲海默症的發生與 β 類澱粉蛋白（β-amyloid protein）有關，分布在腦部的老年斑塊是由長度約 39 － 43 個胺基酸的 β 類澱粉蛋白質形成。β 類澱粉蛋白質是為較大蛋白質——前類澱粉蛋白質（amyloid precursor protein, APP）的片段，APP 是一個穿過神經細胞膜的跨膜蛋白質，對於神經元的生長、存活和受傷後的修復非常重要。

APP 會被分泌酵素（secretase）分解，由 β- 分泌酵素所切斷的碎片較長，是為 β- 類澱粉蛋白，不易被代謝掉，易與其他被酵素分解的碎片聚集在一起，形成褐色的堆積團塊——被稱為腦部「老年斑塊」，其易使腦細胞變成空泡化，與發生阿茲海默症（認知症）有絕對的關係。[5]

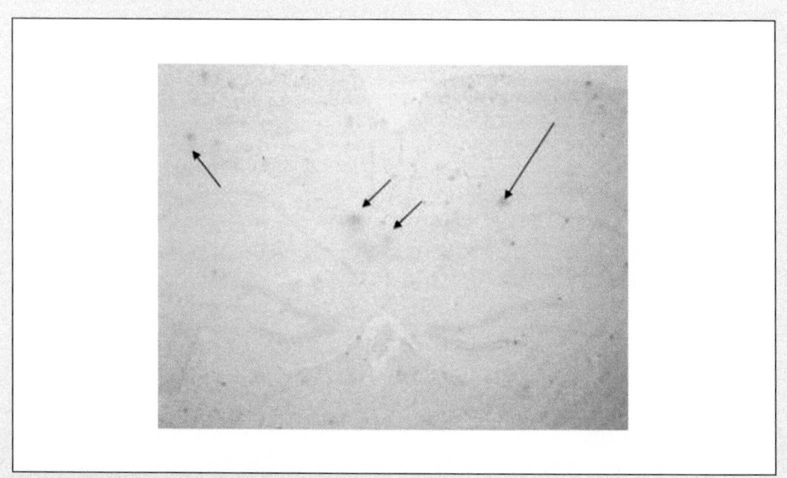

圖中箭頭所指，即為腦部老年斑塊

[5] 每年幾十億美金以上，用於阿茲海默症（認知症）的藥物開發，其中的三分之一，用於證明「減少類澱粉蛋白斑塊形成」的功效。

腦部類澱粉蛋白的觀察

腦部海馬核　病理組織切片製作及觀察

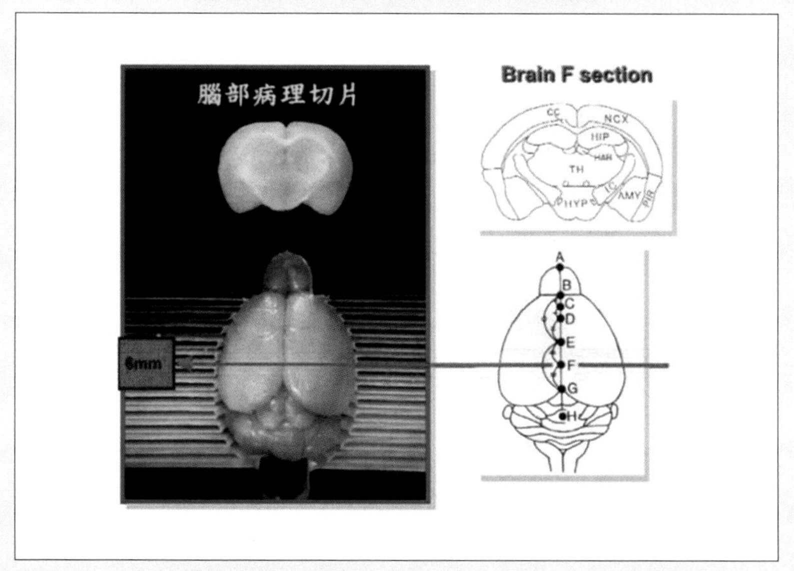

觀察 SAMP8 小鼠腦部組織的部位，主要在大腦的視丘 TH 和海馬核 HYP。這二部分的大腦區域是與記憶最有關係的。

SAMP8 小鼠腦部類澱粉蛋白總沉積

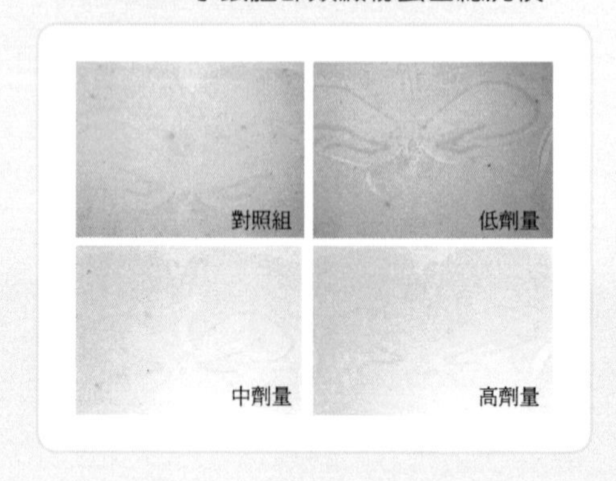

SAMP8 小鼠腦部類澱粉蛋白總沉積量百分率

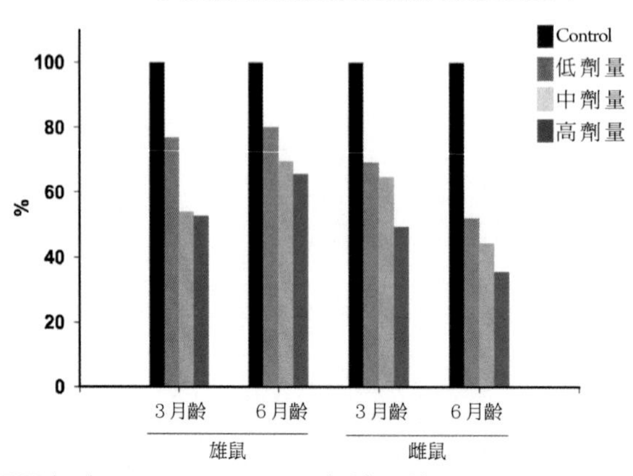

腦部類澱粉蛋白（β-amyloid protein）總沉積量：
未服用 ISOGreen 北蟲草之對照組與服用低、中、高 ISOGreen 北蟲草萃取量與腦部沉積斑塊比較結果：服用 ISOGreen 北蟲草的 SAMP8 老鼠的沉積斑塊較少，且與劑量呈正相關。

實驗顯示：ISOGreen 北蟲草有助於延緩老化、增加學習能力與記憶力的作用。

三、對肌膚的保護機制

1. 抗 UVB 及 UVA 之作用：Hs68 人類皮膚纖維母細胞在 ISOGreen 北蟲草水萃物低劑量之下（0.01 至 10μg/ml）便有阻抗 UVB 及 UVA之作用，顯示ISOGreen北蟲草具有抗UVB及UVA之效果。（圖 1&2）
2. 減少膠原蛋白流失作用：Hs68 人類皮膚纖維母細胞在 ISOGreen 北蟲草水萃物 0.1 及 1.0μg/ml 則可以阻止紫外線引起的膠原蛋白流失情形。（圖 3）

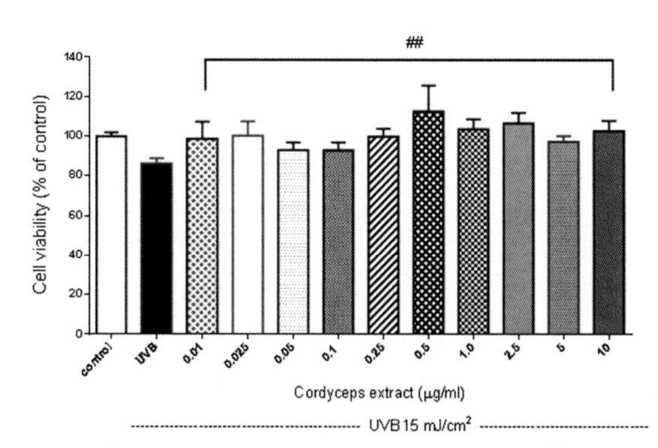

圖 1、ISOGreen 北蟲草水萃物防禦 UVB（15 mJ/cm^2）誘發的 Hs68 人類皮膚纖維母細胞死亡效果。

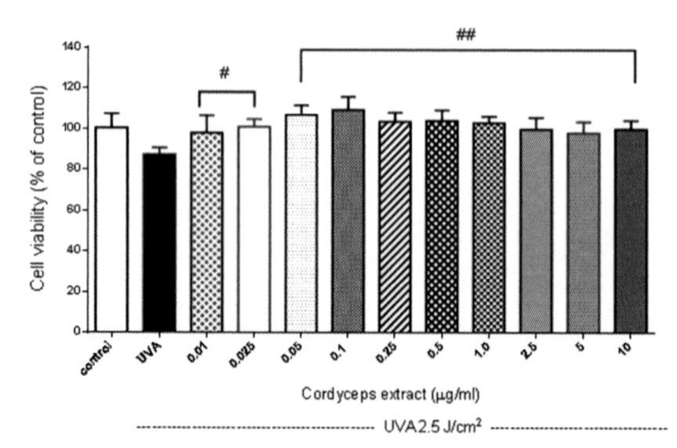

圖 2、ISOGreen 北蟲草水萃物防禦 UVA（2.5 J/cm²）誘發的 Hs68 人類皮膚纖維母細胞死亡效果。

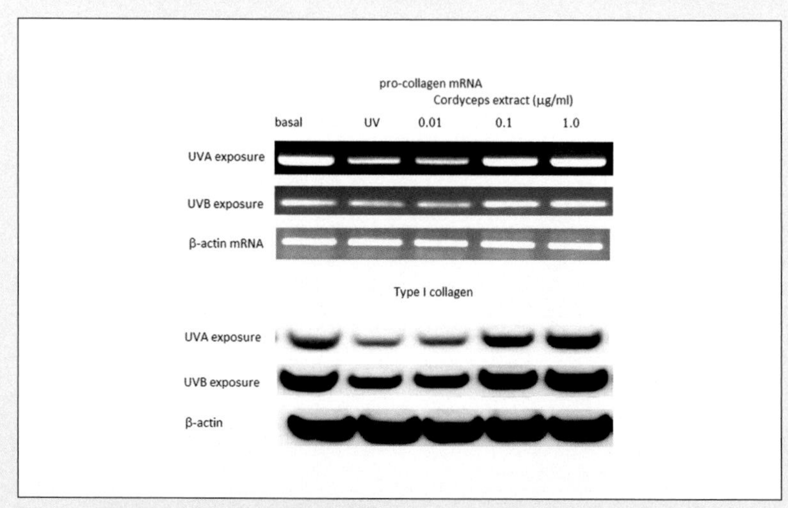

圖 3、ISOGreen 北蟲草水萃物防禦 UVA（2.5 J/cm²）及 UVB（15mJ/cm²）誘發 Hs68 人類皮膚纖維母細胞膠原蛋白流失試驗。

四、改善睡眠的機制

本實驗利用日本京都大學所培育的自發性高血壓大鼠（spontaneously hypertensive rat, SHR），在入夜前 20 分鐘管餵 ISOGreen 北蟲草子實體萃取物，紀錄後續 24 小時之腦波變化。

以睡眠分析程式進行檢測，利用腦波（EEG）與肌電波（EMG）的頻譜分析，由程式計算腦波的平均頻率（MPF, mean power frequency）和肌電波平均功率（EMG power）設定清醒（AW）、安靜睡眠（QS）和弔詭睡眠（PS）三種睡眠狀態的判斷標準。

實驗顯示：ISOGreen 北蟲草子實體萃取物具有延長 SHR 大鼠安靜睡眠（QS）以及總睡眠（QS+PS）時間的效果。

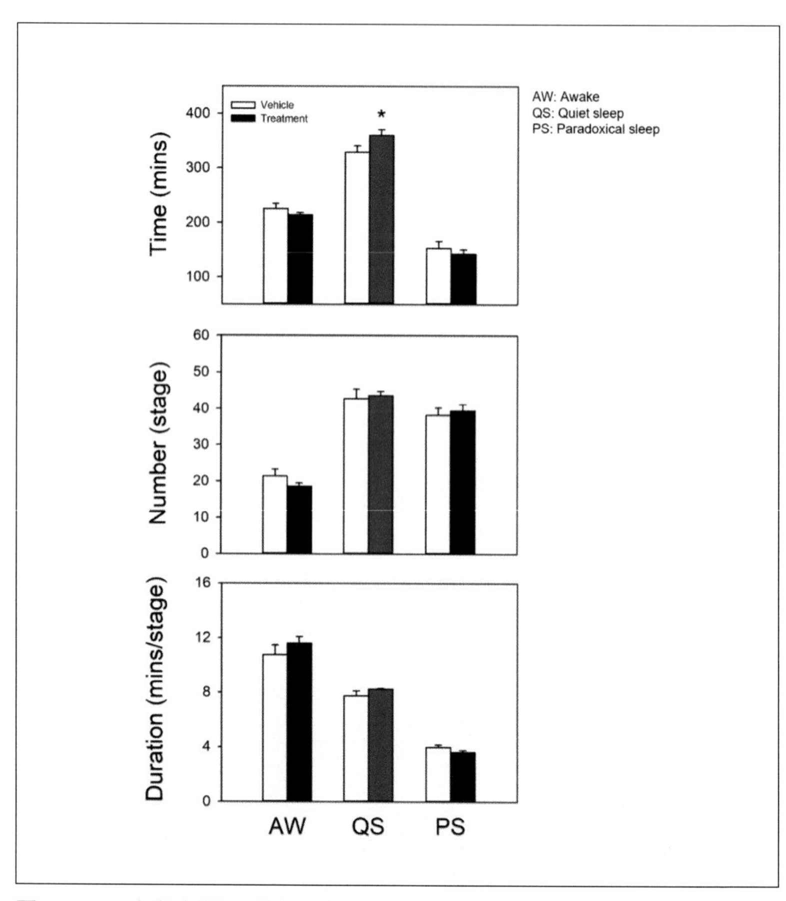

圖 1、SHR 大鼠之睡眠分期比較，分為清醒（AW）、安靜睡眠（QS）和弔詭睡眠（PS）三種睡眠狀態。顯示使用 ISOGreen 北蟲草組別之安靜睡眠（QS）時間與控制組相比具有顯著差異。

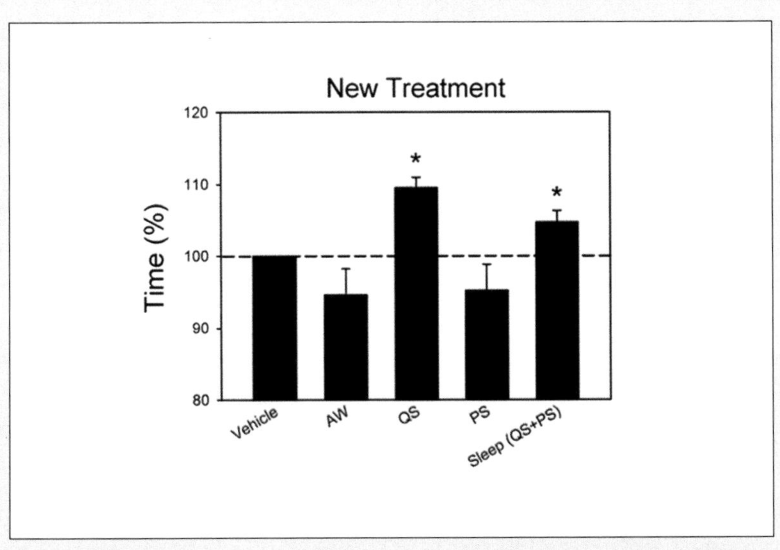

圖 2、顯示使用 ISOGreen 北蟲草組別之安靜睡眠（QS）時間以及總睡眠時間（QS+PS）與控制組相比皆有顯著差異。

五、減少化療所引起之心肌損傷與骨質疏鬆的副作用

接受化療的癌症患者經常報告許多不良副作用，例如體重減輕、運動障礙、血液循環缺陷、心肌損傷、關節退化和骨質流失。

在眾多化療藥物中，艾黴素（Doxorubicin，俗稱小紅莓）是一種有效的化療藥物，常用於治療人類淋巴瘤、白血病和實體瘤。然而，艾黴素也會導致不可逆的心力衰竭、肌肉損傷、骨關節炎和骨質疏鬆症。

本研究[6]主要探討使用 ISOGreen 北蟲草萃取物對小鼠注射艾黴素後對於化療引起心肌損傷與骨質疏鬆的保護作用。

- 透過 DPPH 檢測，北蟲草具有極佳的抗氧化能力。
- 透過 MTT 分析，北蟲草可以保護艾黴素引起的心肌細胞損傷。
- 北蟲草可以提升化療小鼠血清中 IgG 與 IgA 表現，但抑制 IgE 表現。

[6] Cheng CF, *et al* (2022) Protective effect of *Cordyceps militaris* extract on myocardial injury and osteoporosis in chemotherapy mice. *Nutr Sci J*. **46**: 65-76.

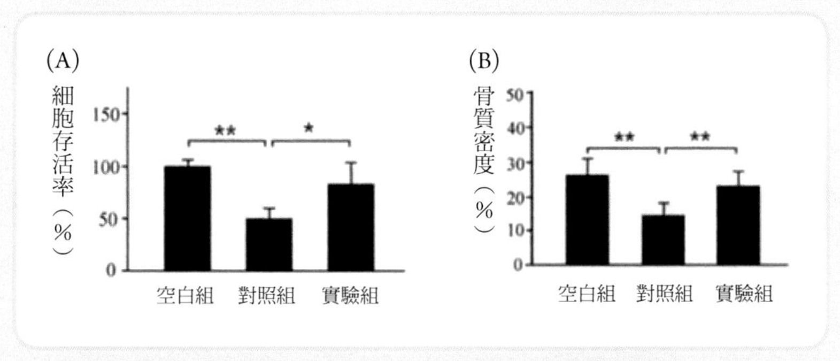

(A) ISOGreen 北蟲草可以保護艾黴素引起的心肌細胞損傷。
(B) ISOGreen 北蟲草具有增加化療小鼠脛骨組織骨密度效果。

- 北蟲草具有提升化療小鼠心肌組織抗氧化壓力蛋白質 SOD2 表現，但是抑制發炎蛋白質 TNF-α 表現。
- 北蟲草具有增加化療小鼠脛骨組織骨密度效果。

地球珍貴的自然資源

——北蟲草洞析研究（第二版）

（Perspective Studies on *Cordyceps militaris*）

編　　著／劉享朗　醫師、林良平　教授

總 編 輯／劉享朗

發 行 人／劉享朗

出　　版／富享生物科技（股）公司 ISOGreen Biotechnology Inc.

25170新北市淡水區中正東路二段27-8號7樓

客服專線：0800-068-008

傳真：+886-2-2809-5036

網址：www.isogreenbio.com

電子信箱：isogreen@isogreenbio.com

製作代售／秀威資訊科技股份有限公司

11491台北市內湖區瑞光路76巷69號2樓

電話：+886-2-2796-3638

傳真：+886-2-2796-1377

訂　　購／富享生物科技（股）公司

劃撥帳號：19880081

戶名：富享生物科技股份有限公司劉享朗

初版日期／2019年11月

二版日期／2023年10月

定　　價／NT$ 500元

國家圖書館出版品預行編目

地球珍貴的自然資源：北蟲草洞析研究 / 劉享朗, 林良平編著. -- 二版. -- 新北市：富享生物科技股份有限公司, 2023.10
面； 公分
ISBN 978-986-87592-7-5(平裝)

1. CST: 健康食品 2. CST: 食療

411.373 112017436

NOTES

NOTES